廊坊市科技支撑项目（No.2022013076, No.2023013106）

中央高校基本科研业务费专项资金（No.3142020024, No.3142020023, No.3142023038）

基于临床数据的病毒感染方程的建模及理论分析与应用

郑　宇/著

 黑龙江科学技术出版社

图书在版编目（CIP）数据

基于临床数据的病毒感染方程的建模及理论分析与应
用 / 郑宇著. -- 哈尔滨 : 黑龙江科学技术出版社,
2023.9

ISBN 978-7-5719-2122-4

Ⅰ.①基… Ⅱ.①郑… Ⅲ.①乙型肝炎 – 乙型肝炎病
毒 – 感染 – 动力学分析 Ⅳ.①R512.6②R373.2

中国国家版本馆CIP数据核字（2023）第174599号

基于临床数据的病毒感染方程的建模及理论分析与应用
JIYU LINCHUANG SHUJU DE BINGDU GANRAN FANGCHENG DE
JIANMO JI LILUN FENXI YU YINGYONG

郑宇　著

责任编辑　包金丹
封面设计　马静静
出　　版　黑龙江科学技术出版社
　　　　　地址：哈尔滨市南岗区公安街70-2号　邮编：150007
　　　　　电话：（0451）53642106　传真：（0451）53642143
　　　　　网址：www.lkcbs.cn
发　　行　全国新华书店
印　　刷　黑龙江龙江传媒有限责任公司
开　　本　787×1092mm　1/16
印　　张　8.25
字　　数　127千字
版　　次　2024年4月第1版
印　　次　2024年4月第1次印刷
书　　号　ISBN 978-7-5719-2122-4
定　　价　62.00元

前 言

乙型肝炎是全球重要的卫生问题之一，也是最严重的病毒性肝炎。慢性乙肝患者死于肝硬化和肝癌的风险很高。慢性乙肝很难彻底治愈，是否延长或停止抗病毒治疗是一个十分重要的问题。临床的数学模型对乙肝病毒感染动力学的研究具有十分重要的意义。合理的抗乙肝病毒感染治疗的数学模型可以预测药物的长期疗效，帮助医生制定个体化的治疗方案，为病毒感染过程中出现的现象提供合理的解释。本书主要研究乙肝病毒感染动力学建模和模拟，主要研究成果和创新点如下：

(1)建立了改进的无免疫响应病毒感染模型的两个稳定性定理。证明了病毒基本复制数 $R_0 \leqslant 1$ 时，无病平衡点是全局渐近稳定；$R_0 > 1$ 时，持续带毒平衡点是全局渐近稳定。定理的意义是：被病毒感染的两类无症状人群中，第一类人群的 $R_0 \leqslant 1$，即使感染大量病毒也会自愈；第二类人群的 $R_0 > 1$，即使感染了少量病毒也会持续带毒。模拟了 Nowak 等提出的肝功能正常的乙肝患者使用拉米夫定治疗的临床数据。结果显示，模型能解释治疗期间病毒载量迅速下降和停药后很快反弹现象，并预测了患者需要治疗 22.3 年的时间才能彻底康复。

(2)基于肝功能不正常是由免疫系统对感染细胞的杀伤所致，提出了一类具有非线性免疫响应的病毒感染模型。建立了两个全局渐近稳定定理：第一个定理证明了 $R_0 < 1$ 时，无病平衡点的全局渐近稳定；第二个定理证明了免疫耗竭平衡点的全局渐近稳定条件，得到了免疫应答能否产生的阈值。数值模拟了 R_0 大于此阈值时，持续带毒平衡点是全局渐近稳定。

(3)提出了一类具有线性免疫响应的病毒感染模型，建立了无病平衡点全局渐近稳定定理，模拟了病毒载量的临床数据。结果显示，该模型能解释治疗期间病毒载量迅速下降和停药后病毒载量波动现象，并且只有延长治疗 11 年才能彻底清除患者体内病毒。

（4）对标准发生率和线性免疫响应的病毒感染模型进行了无因次变换，并进行了数值模拟，分析了长期疗效等问题。模拟结果表明，抗病毒治疗与患者被感染细胞的数量、药物对病毒阻断率有显著的关系。理想的抗病毒药物应该无毒副作用，且不引起病毒变异及抗药性。

（5）考虑到在病毒感染动力学系统中从正常细胞与病毒结合到感染细胞能释放病毒之间的时滞，提出了两类时滞病毒感染模型。建立了两个定理：第一个定理提出并证明了无病平衡点的全局渐近稳定的参数条件；第二个定理提出并证明了免疫耗竭平衡点的全局渐近稳定的参数条件，进行了数值模拟。

在本书的撰写过程中，作者不仅参阅、引用了很多国内外相关文献资料，而且得到了同事亲朋的鼎力相助，在此一并表示衷心的感谢。由于作者水平有限，书中疏漏之处在所难免，恳请同行专家以及广大读者批评指正。

作 者

2022 年 9 月

目　录

第1章　绪　论

乙型肝炎是一种常见病、多发病,是目前危害人类健康的重要传染病之一,呈世界性分布,流行面广。乙型肝炎病毒(HBV)感染是一个主要的公共卫生问题和世界范围传染病死亡的主要原因。全世界表面抗原携带者约 3.7 亿[1],约占世界人口总数的 1/12。其中,亚洲、非洲和拉丁美洲地区约占 2.8 亿人。我国属于 HBV 感染高流行区,一般人群的 HBsAg 阳性率为 7.18%[2],有近 1.2 亿到 1.3 亿 HBV 携带者。每年世界有将近一百万人死于乙肝病毒[3-4]有关的慢性肝病,包括肝硬化、肝细胞癌。科学研究证明:乙肝携带者患肝癌等相关恶性肿瘤疾病的概率很高[3-5]。

乙肝的预防与治疗,也是全球普遍关注的重要卫生问题[6-8]。慢性乙型病毒性肝炎治疗的核心问题是对慢性乙型肝炎现症患者进行抗乙肝病毒(HBV)治疗,但疗程多长,何时停药成为医疗难点。最近,国内外学者应用数学模型的方法,对抗病毒药物干预下的病毒动力学进行分析,不仅有助于理解病毒的致病机制,还可以帮助临床制订更为有效的治疗计划[9-12]。

另一方面,抗乙肝病毒药物也在不断的研制和研究当中。目前,抗病毒治疗可以分为干扰素、核苷类、基因治疗、免疫调节、中医中药、中西医结合等[13-16]。

本书主要研究内容:

(1)基于改进的病毒感染模型,给出了无病平衡点的大范围吸引性的一个简化的证明,即病毒基本复制率 R_0 小于 1 时,无病平衡点是大范围渐近稳定的。进而证明了该模型基本复制率 R_0 等于 1 时,无病平衡点是大范围渐近稳定的。病毒基本复制率 R_0 大于 1 时,带毒平衡点是大范围渐近稳定的。该理论的意义是:被病毒感染的人群中存在两类无症状人群,第一类极易被感染且持续带毒,第二类即使感染大量病毒也会自愈。

(2)考虑肝功能不正常是由免疫系统对感染细胞的杀伤所致,建立了一类具有非线性免疫响应的乙肝病毒感染模型。分析了无病平衡点、免疫耗竭平衡点的全局稳定性,得到了免疫应答能否产生的阈值。数值模拟显示模型的持续带毒平衡点是全局稳定的。该理论的意义是:对于肝功能不正常的患者,清除平衡点对应于感染自愈的无免疫患者;免疫耗竭平衡点对应于没有激起免疫响应的带毒患者;持续带毒平衡点对应于具有免疫响应的带毒患者。

(3)提出了一类具有线性免疫响应的病毒感染模型,建立了无病平衡点全局渐近稳定定理,模拟了病毒载量的临床数据。结果显示,该模型能解释治疗期间病毒载量迅速下降和停药后病毒载量波动现象,并且只有延长治疗 11 年才能彻底清除患者体内病毒。

(4)对具有标准发生率和线性免疫响应的两种抗病毒治疗模型进行了无因次变换,模拟了感染细胞的比例、药效、细胞的死亡率等不同参数条件下乙肝患者治愈的时间。模拟结果表明,抗病毒治疗与患者被感染细胞的数量、药物对病毒阻断率有显著的关系,并且免疫功能被激活是非常重要的。

(5)考虑到在病毒感染动力学系统中从正常细胞与病毒结合到感染细胞能释放病毒之间的时滞,分析了时滞对病毒感染动力学的影响。

本书主要创新点:

(1)建立了改进的无免疫响应病毒感染模型的两个稳定性定理。证明了病毒基本复制数 $R_0 \leqslant 1$ 时,无病平衡点是全局渐近稳定;$R_0 > 1$ 时,持续带毒平衡点是全局渐近稳定。

(2)提出一类非线性免疫响应病毒感染模型,建立了两个定理。第一个定理证明了 $R_0 < 1$ 时,无病平衡点的全局渐近稳定;第二个定理证明了免疫耗竭平衡点的全局渐近稳定,得到了免疫应答能否产生的阈值。

(3)提出了一类具有线性免疫响应的病毒感染模型,建立了无病平衡点全局渐近稳定定理,进行了临床数据模拟。结果显示,只有延长治疗 11 年才能彻底清除患者体内病毒。

(4)对标准发生率和线性免疫响应的病毒感染模型进行了无因次变换与数值模拟。模拟结果表明,抗病毒治疗与患者被感染细胞的数量、药物对病毒阻断率有显著的关系。

(5)提出了两类时滞病毒感染模型。建立了两个定理;第一个定理证明了无病平衡点的全局渐近稳定;第二个定理证明了免疫耗竭平衡点的全局渐近稳定,进行了数值模拟。

全书共分 7 章,内容组织安排如下:

第 1 章:绪论。

第 2 章:介绍了乙型肝炎及病毒感染模型的研究进展及意义。

第 3 章:分析了改进的具有标准发生率的病毒感染模型的动力学性质,模拟了临床实验中病毒 HBV DNA 载量的波动现象。基于此模型,进行了无因次变换,分析了长期疗效等问题。

第 4 章:建立了两种非线性的免疫响应病毒感染模型,分析了它们的动力学性质,对其稳定性进行了数值模拟。

第 5 章:建立了具有线性免疫响应的病毒感染模型,模拟了临床实验中病毒 HBV DNA 载量的波动现象。对此模型进行了无因次变换,分析了长期疗效等问题。

第 6 章:考虑正常细胞与病毒结合到感染细胞能释放病毒之间的时滞,对标准发生率和非线性免疫响应的模型进行了时滞模型的动力学分析。

第 7 章:对全书的概括总结。

第2章 乙型肝炎及病毒感染模型研究进展

2.1 乙型肝炎及治疗现状

据世界卫生组织报道[17]，全球有超过 20 亿的人曾感染过乙肝病毒，相当于世界三分之一的人口。每年死亡约为 100 万人，主要死因为肝衰竭和肝细胞癌、原发性肝癌或肝细胞性肝癌（HCC），在许多亚洲国家位列癌症死因的前三名。据世界卫生组织的数据显示，全球每年有超过 50 万人死于肝硬化和原发性肝癌，而 80% 的肝癌起因于乙型肝炎。

我国是全球乙型肝炎和肝癌发病率最高的国家[15]。全世界的感染者中我国占 1/3 以上，估计有 1.2 亿~1.3 亿 HBV 携带者[9]，人群流行率为 67%，慢性乙型肝炎患者有 3000 多万，每年花费的医疗和保健费高达 500 亿元[1]。乙型肝炎是我国发病率最高、危害最严重的传染病之一。我国占主导地位的乙型肝炎，尽管在预防方面已取得了令人瞩目的进展：乙型肝炎疫苗的接种使我国 1~4 岁儿童的 HBsAg 携带率仅为 0.96%，远低于我国人群的平均水平，但乙型肝炎的发病率仍有上升的趋势。

乙型肝炎病毒简称乙肝病毒（HBV），是一种 DNA 病毒，属于嗜肝 DNA 病毒科。根据目前所知，HBV 就只对人和猩猩有易感性，引发乙型病毒性肝炎疾病。完整的乙肝病毒呈颗粒状，也被称为"丹娜颗粒"。乙肝病毒分为外壳和核心两部分。外壳也称为"病毒的外衣壳"，相当于一般病毒的包膜。HBV 的复制是在肝细胞内完成的，一般认为可能经过以下几个步骤[18]：

（1）吸附和穿入。完整的 HBV 感染人体后，被吸附到与 HBV 有特殊亲和性的敏感肝细胞膜上，然后再通过特殊的"穿入"过程而进入肝细胞浆内。

（2）脱壳。HBV 在肝细胞浆内脱去外壳，HBV 的核心通过某种机制进入肝细胞核。

（3）复制。HBV DNA 在 DNA 聚合酶的作用下在肝细胞核浆内进行复制；病毒蛋白通过 RNA 转录酶先在核浆内合成（转录）带有病毒蛋白信息的信使 RNA，然后在肝细胞浆内合成（翻译）病毒蛋白。

（4）装配和释放。在胞浆内合成的核心蛋白通过特殊的"载运"进入核浆内，与 HBV DNA 装配成病毒核心后进入胞浆，在胞浆内被病毒外壳蛋白包绕，装配成完整的 HBV。

乙型肝炎的潜伏期为 40～160 天，发病过程根据每人的免疫反应不同而不同。成人感染乙型肝炎病毒之后，其中 5%～10% 的人患慢性乙型肝炎或者成为带菌者，儿童感染乙型肝炎病毒后 80% 以上会成为携带者。根据临床表现的不同，感染乙型肝炎病毒后常分为以下几种类型：

（1）乙型肝炎病毒携带者。如果没有症状和体征，肝功能正常，仅仅是表面抗原阳性，不论是"大三阳"或是"小三阳"，也不论 HBV DNA 阳性或阴性，均称乙型肝炎病毒携带者。它在乙肝感染者中占大多数。值得注意的是，有的人虽然没有症状，甚至肝功能也正常，但是肝脏存在慢性炎症，如果不治疗，最终可以发展为肝硬化，这些人其实不是真正的携带者。因此，如果没有肝组织学检查的证据，要进行长期的、动态的观察才能作出准确的诊断。

（2）急性乙肝。病程在半年内称急性乙肝。一般起病较急，有轻重不等的症状，多数人表面抗原多在半年内消失，少数可变成慢性乙肝。

（3）慢性乙肝。病程超过半年称慢性乙肝。可有轻重不同的症状，迁延不愈，反复发作。如果没有乙肝病史，也没有近期的化验结果，首次发病有时很难判断是急性乙肝还是慢性乙肝。根据临床表现的不同，慢性乙肝又可分为轻度、中度和重度三个类型。

慢性乙型肝炎病毒感染是一种迁延性肝脏疾病，不易彻底治愈[19]。首先，HBV DNA 难以清除，cccDNA 是乙肝病毒复制的原始模板，只有清除了肝细胞核内的 cccDNA，才能彻底消除乙肝病毒。但是，目前的抗病毒药物尚不能彻底清除细胞 cccDNA。由于 HBV 在肝细胞内寄生和复制，抗病毒药物不易达到有效浓度，即使在药物强烈抑制下依然有少量病毒复制,这也是停药后容易复发的重要原因[19]。其次,HBV 发生耐药突变,随着 HBV 疫苗接种的增多、病毒传播方式的改变、抗病毒药物的应用等各种因素,乙肝病毒容易发生变异。例如,近年来拉米夫定的普遍应用,导致发生突变与病毒的耐药性。最后,患者产生免疫耐受。患者的免疫系统对自身组织细胞表达的抗原不产生免疫应答。根除感染和预防慢性感染并发症是治疗的 2 个目标[15]。对于慢性 HBV 感染者,应进行终生监测,长期间断性、有针对性地治疗,抗 HBV 病毒治疗尤为重要[20-24]。

目前具有抗病毒作用的制剂一般可分为以下几大类。

(1)干扰素(包括新近的长效干扰素 PEG)。其临床应用时间较久,资料丰富、疗效确切、疗程短,对 HBeAg 转阴者而言可以改善肝细胞。但适应干扰素治疗的理想病例较少,对 HBeAg 阴性乙肝患者疗效不佳,禁用于肝硬化失代偿者,不良反应较多,耐受性差。

(2)核苷类。有拉米夫定、阿德福韦、恩替卡韦等[25],能迅速抑制病毒复制。适用于干扰素禁忌或治疗失败的乙肝患者,耐受性好,无明显不良反应。但是,它们的服用时间较长,部分病例会产生病毒变异,不适当停药可导致病情反复或恶化。因此,必须严格掌握适应证及停药指征。研究表明[26],分别使用拉米夫定、阿德福韦、恩替卡韦四年后,产生抗药性的患者比例分别为 71%、18% 及 1%。

(3)免疫调节剂。通过调控机体免疫功能可达到抑制和清除肝炎病毒的目的,以胸腺素为代表,HBeAg 和 HBV DNA 的抑制率约为 41.2% 和 45.3%。

(4)中医中药。根据其临床特征,慢性乙型肝炎可归于中医的"黄疸""胁痛"等范畴。长期以来,尤其是 20 世纪 70 年代之后,应用中医中药治疗慢性乙肝的报道日益增多,且取得疗效。其优越性表现在能够明显改善患者症状及生活质量,且能通过多靶点作用发挥保肝、免疫调节、抗纤维化及抗病毒的作用,基本上无不良反应,医疗成本相对较低。但治疗法则的多变性、疗效的不确定性,以及重复性较差等原因,使这一方法的可靠性和推广应用尚有一定的局限性。中药抗病毒治疗方法很多,包括辨证施治、固定复方和单味中草药。

(5)中西医结合。由于目前对慢性乙肝尚无理想的治疗方案,以及各种治疗方法的局限性,国内外积极探索中西医结合治疗方案,对二者取长补短,有机结合,从而提高疗效。

2.2　病毒感染模型的研究进展

2.2.1　流行传染病模型

传染病是指由病原体(细菌、原虫、病毒等)引起的,可以从一个人或其他物种,经过各种途径传染给另一个人或物种的疾病。传染病历来都是危害人类身体健康的大敌,不仅关系人类生存,甚至关系到一个民族的未来和国家的存亡。

1760 年,D. Bernoulli 就曾用数学研究过天花的传播[27],但直到 20世纪,确定性传染病模型建立才开始被研究。1906 年,Hamer 为了理解麻疹的反复流行,研究并构造了一个离散世纪的模型[28]。1911 年,Ross 博士利用微分方程对痢疾在蚊虫与人群之间传播的动态行动进行了研究[29]。结果表明,如果将蚊虫的数量减少到一个临界值以下,痢疾的流行将会得到控制。1927 年,Kermack 与 McKendrick 研究了 1665年到 1666 年黑死病在伦敦的流行规律以及 1906 年瘟疫在孟买的流行规律,构造了著名的 SIR 仓室模型[30]。1932 年,他们提出了 SIS 仓室模型,并在所建立模型的基础上,提出了区分疾病流行与否的"阈值理论",为传染病动力学的研究奠定了基础。

仓室模型[31]是指根据传染病的传播特征和环境情况,将该地区的人群分成若干类,如三类易感染(susceptible)类,其数量为 $S(t)$,指 t 时刻尚未感染但有可能被该类病菌或病毒感染的个体数;感染者(infective)类,其数量为 $I(t)$,指 t 时刻已被感染且具有感染力的个体数;移出者(removed)类,其数量为 $R(t)$,指 t 时刻从染病者类移出(康复)的个体数。在此基础上作了三个基本假设:

(1)所研究地区的人口总数量是常数,不因时间变化而变化。

(2)设易感染者由于受传染病的影响,其人数随时间的变化率与当时易感染者的人数和感染者的人数之积成正比。

(3)设从染病者转移到消除者类的速度与染病者类的人数成正比。

在以上三个假设下,易感者从患病到康复的过程可以用下式来描述。

$$\begin{cases} \dfrac{\mathrm{d}S}{\mathrm{d}t} = -\beta SI \\[2mm] \dfrac{\mathrm{d}I}{\mathrm{d}t} = \beta SI - \dfrac{1}{\tau}I \\[2mm] \dfrac{\mathrm{d}R}{\mathrm{d}t} = \dfrac{1}{\tau}I \end{cases} \tag{2-1}$$

当 $\beta\tau S_0 > 1$ 时，疾病流行，当 $\beta\tau S_0 < 1$ 时，疾病不会流行，染病者 $I(t)$ 将单调减趋于 0。$R_0 = \beta\tau S_0$，R_0 称为再生数，$R_0 = 1$ 是疾病流行与否的值。要防止疾病的流行，必须减少再生数 R_0，使它小于 1，这可以加强治疗以缩短病程 τ。更有效的是，通过疫苗接种使易感染者成为免疫者而且直接进入 R 类，从而减少初始易感染者的数量，这在免疫生物学中尤为重要[32]。

数学模型建立后，寻找传染病是否流行的阈值，即模型的基本再生数 R_0 的表达式。一般情况下，把基本再生数 $R_0 = 1$ 作为疾病是否消亡的阈值。当基本再生数 $R_0 < 1$ 时，即一个患者在平均患病期间能传染的最大人群数小于 1，疾病会逐步地消亡；当基本再生数 $R_0 > 1$ 时，疾病将会始终存在。在理论分析中，不仅要研究模型中的持续带毒平衡点和无病平衡点的局部动力学性质，同时需要分析这些平衡点的全局动力学性质等，所以对阈值存在性的证明是比较困难的[33]。

一般来说，通过病毒传播的疾病对原病毒具有免疫力，适合 SIR 模型。通过细菌传播的疾病，如脑炎、淋病等，康复后不具有免疫力，可能再次被感染。1932 年，Kermack 等针对这类疾病提出了 SIS 模型，假设康复者返回易感者，可再次被感染，相应模型为

$$\begin{cases} \dfrac{\mathrm{d}S}{\mathrm{d}t} = -\beta SI + \gamma I \\[2mm] \dfrac{\mathrm{d}I}{\mathrm{d}t} = \beta SI - \gamma I \end{cases} \tag{2-2}$$

近些年来，越来越多的数学、生物学工作者都关注流行病学的研究，许多研究工作涉及构造并分析适当的数学模型，来讨论传染病的流行与控制[34-36]。这些众多的数学模型是通过对三个基本假设的修正而得到的，其中文献[34]详细阐述了流行病的建模思想。从对传染病动力学的研究可以看出，其中对再生数 R_0 的估计是十分重要的。

仓室建模思想直到现在仍在传染病动力学中被广泛应用。遵循这一建模思想,最基本的传染病模型大致分为以下几类[37]:

第一类:不考虑出生与自然死亡等种群动力学因素。

(1)无疾病潜伏期。

①SI 模型。患病后不可自愈。

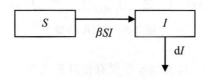

图 2-1　SI 模型

②SIS 模型。患病后可以自愈,但无免疫力。

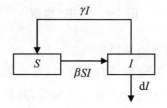

图 2-2　SIS 无免疫模型

③SIR 模型。患病治愈后获得了终身免疫力(不考虑因病死亡因素)。

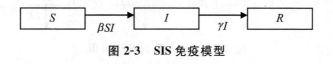

图 2-3　SIS 免疫模型

④SIRS 模型。患者康复后只有暂时免疫力,单位时间内将有一部分康复者因丧失免疫力而可能再次被感染。

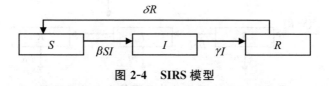

图 2-4　SIRS 模型

（2）有疾病潜伏期。在被感染后患病者 $I(t)$ 之前有一段病菌潜伏期。设 t 时刻单位时间内，由潜伏期到发病者的数量与该时刻的潜伏者数量成正比，比例系数为 ω。

①SEIR 模型。康复者具有永久免疫力。

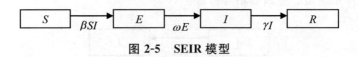

图 2-5   SEIR 模型

②SEIRS 模型。病人康复后仅有暂时免疫力。

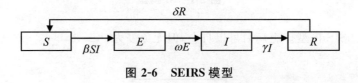

图 2-6   SEIRS 模型

第二类：添加种群动力学因素。

（1）总人口恒定。在疾病流行期间内，考虑成员的出生与自然死亡等变化，但是假定出生率与自然死亡率相等，并且不考虑人口输入与输出和因病死亡，所以总成员保持为一个常数 K。

①SIR 模型：无垂直传染，所有新生儿均为易感者。假设出生率系数与自然死亡率系数均是 b。

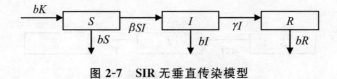

图 2-7   SIR 无垂直传染模型

②SIR 模型：有垂直传染，并且康复者的新生儿不具有免疫力。

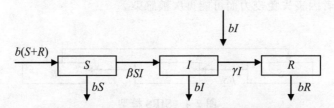

图 2-8   SIR 有垂直传染且不具有免疫力模型

（2）总成员数变动。即考虑因病死亡、成员的输入和输出、出生率系数和死亡率系数不相等、密度制约等因素。

①SIS 模型，有垂直感染且有输出和输入。

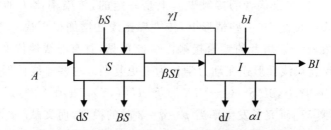

图 2-9　SIS 有垂直感染且有输出和输入模型

假定出生率系数为 b，自然死亡率系数为 d，因病死亡系数为 α，对种群的输入率为 A，且均为易感者，输出率系数为 B，且输出者关于易感者和患病者平均分配。

②MSEIR 模型，有先天免疫，无垂直感染。

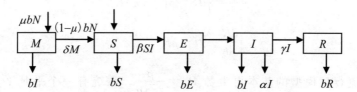

图 2-10　MSEIR 有先天免疫无垂直感染模型

假定在新生儿中有比例 μ 具有先天暂时免疫，平均先天免疫期为 $1/\delta$，然后进入易感者。文献［38-43］分别对 SEIS、SIR、SEIR、SIRS、SIS 几种情况进行了动力学分析。

传染病动力学研究发展迅速[44-49]，描述传染病的数学模型大量涌现。关于流行病的研究目前已取得很多成果，既有刻画一般性传染病流行规律的模型，也有针对具体流行病如麻疹、肺结核、艾滋病、甲流等的模型。所用的方法有构造 Liapunov 函数法、极限方程理论、矩阵理论、分支理论、中心流行理论等[31]。

流行病模型已经被许多人研究[51-55]，近来，关于流行病的脉冲接种也引起了科研人员的极大兴趣，但主要考虑的是传染率对染病者和易感者是双线性的形式，即 βIS 所示的形式（β 是传染系数）。标准的双线性形式需要在一定的限制条件下才成立,这种齐次混合的假设也许并不成立,这就必须引入新的结构,重新表示异类混合。关于这点还可以从饱和效应中传染率的增加形式来表明。比如,当染病者的数量非常高时,与染病者的接触事实上是一定的,传染率比 I 的线性增加得更慢。反之,在一些情形下,传染率比线性增加得更快。比如,传染病爆发前与染病者的频繁接触。由此可见,具有非线性传染率的流行病模型比双线性形式在动力学行为上更复杂。这些非线性形式在局部上可用 $\beta I^p S^q$,$\beta I^p S^q / (1 + V I^{p-1})$ 及 $\beta H(I,S)I$ 表示[56-58]。

文献[57]研究了发生率当 $p = q = 2$ 时的模型,而文献[58]研究了当 $p = 1, q = 3$ 时的传染病模型。文献[59]与文献[60]研究传染病建模时,分别使用了饱和发生率 $\dfrac{\beta SI}{1 + \alpha I}$ 与 $\dfrac{\beta SI}{1 + \alpha S}$。

标准的有非线性传染率 $\beta I S^2$ 的 SIR 模型如下:

$$\begin{cases} \dfrac{dS}{dt} = -\beta I S^2 + \mu - \mu S \\[2mm] \dfrac{dI}{dt} = \beta I S^2 - (\gamma + \mu)E \\[2mm] \dfrac{dR}{dt} = \gamma I - \mu R \end{cases} \tag{2-3}$$

流行病模型的基本再生数 $R_0 = \dfrac{\beta}{\gamma + \mu}$。系统有一个平凡平衡点 $(1, 0, 0)$,即疾病消失平衡点。如果 $R_0 > 1$,有唯一的非平凡正平衡点,即流行病平衡点 $\left[\sqrt{\dfrac{1}{R_0}}, H\left(1 - \sqrt{\dfrac{1}{R_0}}\right), (1-H)\left(1 - \sqrt{\dfrac{1}{R_0}}\right) \right]$,其中 $H = \dfrac{\mu}{\gamma + \mu}$。当 $R_0 < 1$ 时,每个染病个体传染的易感者的平均数小于 1,因此流行病不会保持,疾病消失平衡点是全局渐近稳定的;若 $R_0 > 1$,每个染病个体传染的易感者平均大于 1,疾病消失平衡点是不稳定的鞍点,此时流行病平衡点是全局渐近稳定的[58]。

文献[61] 中,Michael Y Li 等人对非线性发生率的 SEIR 传染病模型进行了研究,模型描述为

$$
\begin{cases}
\dfrac{\mathrm{d}s}{\mathrm{d}t}=-\lambda I^{p}S^{q}+\mu-\mu s \\[2mm]
\dfrac{\mathrm{d}E}{\mathrm{d}t}=\lambda I^{p}S^{q}-(\varepsilon+\mu)E \\[2mm]
\dfrac{\mathrm{d}I}{\mathrm{d}t}=\varepsilon E-(\gamma+\mu)I \\[2mm]
\dfrac{\mathrm{d}R}{\mathrm{d}t}=\gamma I+\mu R
\end{cases}
\tag{2-4}
$$

其中，S,E,I,R 代表的分别是可疑人群、暴露人群、感染人群、移出人群。其中 $p,q,\gamma,\mu,\lambda,\varepsilon$ 都是正的参数。它们分析了该模型中的带病平衡点的稳定性，运用了在竞争系统中，非线性自治系统中周期解的稳定性方法来证明了它的全局稳定性。

文献[62]中，孙成军等人对上述 SEIR 传染病模型进行了研究，当 $p=1$ 时，将其简化成

$$
\begin{cases}
\dfrac{\mathrm{d}S}{\mathrm{d}t}=-\lambda IS^{q}+\mu-\mu s \\[2mm]
\dfrac{\mathrm{d}E}{\mathrm{d}t}=\lambda IS^{q}-(\varepsilon+\mu)E \\[2mm]
\dfrac{\mathrm{d}I}{\mathrm{d}t}=\varepsilon E-(\gamma+\mu)I
\end{cases}
\tag{2-5}
$$

该系统有两个平衡点：无病平衡点$(1,0,0)$和带病平衡点。取 $R_0=\dfrac{\varepsilon\lambda}{(\varepsilon+\mu)(\gamma+\mu)}$，当 $R_0\leqslant1$，无病平衡点是全局稳定的，当 $R_0>1$ 时，带病平衡点是全局稳定的。

2.2.2　体内病毒感染模型

在传染病动力学的建模与研究中，长期以来主要使用的建模思想来源于 kermack 和 McKendrick 于 1927 年提出的"仓室模型"[63]，以及区分疾病流行与否的阈值理论。

宿主体内的病毒动力学研究也借鉴了仓室模型的思想，基本的模型把宿主体内研究的群体分为未感染细胞 $x(t)$、感染细胞 $y(t)$、自由病毒 $v(t)$三类，通过定性的分析和定量的描述，揭示病毒感染的机制，帮助认识抗病毒治疗过程中各种复杂的、非直觉的现象。

　　类似于传统的流行病模型,宿主体内的病毒动力学模型通常假设平均每个病毒在单位时间内可与 βx 个未感染细胞进行有效的接触感染。由此假设产生了一种双线性发生率 $\beta x v$,它是未感染细胞 $x(t)$ 和自由病毒 $v(t)$ 的数量的双线性函数。

　　(1)Nowak 和 Zeuzem 等人[64-66]提出一个数学模型,用来描述病毒在体内的复制感染过程:病毒在感染的细胞内产生,并以一定的速率释放至血液中,血液中的游离病毒以一定速率被清除,有一小部分游离病毒以一定的速率进入细胞。该模型的形式为

$$\begin{cases} \dfrac{dx}{dt} = \lambda - dx - \beta vx \\[2mm] \dfrac{dy}{dt} = \beta vx - ay \\[2mm] \dfrac{dv}{dt} = ky - uv \end{cases} \qquad (2\text{-}6)$$

其中,x 表示未感染的细胞个数;y 表示感染的细胞个数;v 表示游离病毒个数;λ 表示未感染细胞的产生速率;dx 表示未感染细胞的死亡速率。β 表示未感染细胞被游离病毒感染的速率常数;ay 表示感染细胞的死亡速率;ky 表示感染细胞的病毒产生速率;uv 表示游离病毒死亡速率。这里 a,d,k,u,λ 均为正的常数。

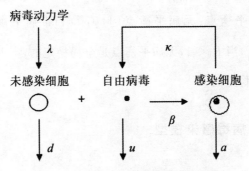

图 2-11　Nowak 病毒动力学模型

　　Nowak 等人[65-66]未加证明地指出:当病毒基本复制数 $R_0 = \dfrac{\lambda \beta k}{adu} > 1$ 时,模型将描述患者的持续带毒的状态;反之,当 $R_0 < 1$ 时,模型的动力学行为将描述患者的病毒被完全清除的过程。该模型有两个平衡点

$$Q_1 = \left(\dfrac{\lambda}{d}, 0, 0 \right)$$

$$Q_2 = \left[\frac{au}{\beta k}, \frac{d}{a}\left(\frac{\lambda}{d} - \frac{au}{\beta k}\right), \frac{\lambda}{\beta}\left(\frac{\beta k}{au} - \frac{\lambda}{d}\right)\right]$$

当 $R_0 < 1$ 时,无病平衡点 Q_1(病毒被完全清除)是局部渐近稳定的,而平衡点 Q_2(持续带毒状态)是不稳定的。当 $R_0 > 1$ 时,平衡点 Q_1 是不稳定的,平衡点 Q_2 是局部渐近稳定的。

对于病毒感染模型(2-6),病毒的基本复制数为 $R_0 = \frac{\lambda\beta k}{adu}$,其中 $\frac{\lambda}{d}$ 表示感染初期宿主器官组织的未感染细胞总数。R_0 描述了在感染初期,一个感染细胞生成新感染细胞的平均数目。这意味着宿主器官组织的未感染细胞总数越大,越容易感染病毒,这显然是不合理的[67]。因为与婴幼儿相比,成人的肝细胞数目更多,但显然婴幼儿更容易感染病毒。

(2)文献[67]中,对模型(2-6)的不合理进行了改进。考虑病毒在单位时间内的活动是有限的,用标准发生率 $\frac{\beta vx}{x+y}$ 代替了简单质量发生率 βvx,应用于 Nowak 模型(2-6),得到了一个改进的病毒感染动力学模型(ABVIM),该模型的形式为

$$\begin{cases} \dfrac{\mathrm{d}x}{\mathrm{d}t} = \lambda - \mathrm{d}x - \dfrac{\beta vx}{x+y} \\[2mm] \dfrac{\mathrm{d}y}{\mathrm{d}t} = \dfrac{\beta vx}{x+y} - ay \\[2mm] \dfrac{\mathrm{d}v}{\mathrm{d}t} = ky - uv \end{cases} \tag{2-7}$$

模型(2-7)表述的无病平衡点和持续带毒平衡点 Q_1 和 Q_2 分别为

$$Q_1 = \left(\frac{\lambda}{d}, 0, 0\right)$$

$$Q_2 = \left(\frac{\lambda}{d + a(R_0 - 1)}, \frac{\lambda(R_0 - 1)}{d + a(R_0 - 1)}, \frac{\lambda k(R_0 - 1)}{u[d + a(R_0 - 1)]}\right)$$

其中基本复制数 $R_0 = \frac{\beta k}{au}$,它与肝细胞数量 $\frac{\lambda}{d}$ 无关。文献[67]证明了 $R_0 < 1$ 时,平衡点 Q_1 是全局渐近稳定的;当 $R_0 > 1$ 时,平衡点 Q_1 是不稳定的,平衡点 Q_2 是局部渐近稳定的。文献[68]证明了 $R_0 > 1$ 时,平衡点 Q_2 是全局渐近稳定的。

(3)文献[69]研究了发生率为 $\frac{\beta xv}{1 + \alpha v}$ 的情况,并把此发生率应用于

宿主体内的病毒动力学模型,即

$$\begin{cases} \dfrac{\mathrm{d}x}{\mathrm{d}t}=s-\mathrm{d}x+ax\left(1-x/x_{\max}\right)-\dfrac{\beta vx}{1+\partial v} \\[2mm] \dfrac{\mathrm{d}y}{\mathrm{d}t}=\dfrac{\beta vx}{1+\partial v}-\delta y \\[2mm] \dfrac{\mathrm{d}v}{\mathrm{d}t}=py-cv \end{cases} \qquad (2\text{-}8)$$

该模型表述的无病平衡点 Q_1 和持续带毒平衡点 Q_2 分别为

$$Q_1=(\hat{x},0,0),Q_2=(\hat{x},\hat{y},\hat{v})$$

其中

$$\bar{x}=\frac{x_{\max}}{2a}\left[a-d-\frac{\beta}{\alpha}+\sqrt{\left(a-d-\frac{\beta}{\alpha}\right)^2+\frac{4as}{x_{\max}}+\frac{4ac\delta}{p\alpha x_{\max}}}\right]$$

$$\bar{y}=\frac{c}{p}\bar{v}$$

$$\bar{v}=\frac{1}{\alpha c\delta}(p\beta\bar{x}-c\delta)$$

记 $R_0=\dfrac{p\beta}{c\delta}\bar{x}$,当 $R_0<1$ 时,平衡点 Q_1 是全局渐近稳定的。当

① $R_0>1$;

② $c\delta R_0(R_0-1)+R_0^2\left(\dfrac{s}{\bar{x}}+\dfrac{a\bar{x}}{x_{\max}}\right)\left(\dfrac{s}{\bar{x}}+\dfrac{a\bar{x}}{x_{\max}}+c+\delta\right)>\dfrac{\beta c\delta\bar{v}}{c+\delta}$;

③ $\dfrac{x_{\max}(a-d)}{2a}<m<\hat{x}<\dfrac{x_{\max}(a-d+\delta)}{2a}$ 或是 $m>\dfrac{x_{\max}(a-d+\delta)}{2a}$

平衡点 Q_2 是全局渐近稳定的。

随着科学的进步和交叉学科的发展,越来越多的数学工作者都在研究构造适当的数学模型来描述病毒感染。

(4)2007 年,文献[70]中提出了空间独立的 HBV 感染模型

$$\begin{cases} \dfrac{\mathrm{d}x}{\mathrm{d}t}=\lambda-ax-\beta vx \\[2mm] \dfrac{\mathrm{d}y}{\mathrm{d}t}=\beta vx-by \\[2mm] \dfrac{\mathrm{d}v}{\mathrm{d}t}=\mathrm{d}\Delta v+ky-mv \end{cases} \qquad (2\text{-}9)$$

(5)文献[71]研究了发生率为 $\dfrac{\beta vx}{x+y}$ 的情况,并把此发生率应用于宿

主体内的病毒动力学模型,即采用

$$\begin{cases} \dfrac{\mathrm{d}x}{\mathrm{d}t} = \lambda - \mathrm{d}x - px(1 - x/x_{\max}) - \dfrac{\beta vx}{x+y} \\[3mm] \dfrac{\mathrm{d}y}{\mathrm{d}t} = \dfrac{\beta vx}{x+y} - ay \\[3mm] \dfrac{\mathrm{d}v}{\mathrm{d}t} = ky - uv \end{cases} \tag{2-10}$$

(6)如果考虑宿主对感染细胞的免疫应答[66,72-74],则模型为

$$\begin{cases} \dfrac{\mathrm{d}x}{\mathrm{d}t} = \lambda - \mathrm{d}x - \beta vx \\[3mm] \dfrac{\mathrm{d}y}{\mathrm{d}t} = \beta vx - by \\[3mm] \dfrac{\mathrm{d}v}{\mathrm{d}t} = ky - mv \\[3mm] \dfrac{\mathrm{d}z}{\mathrm{d}t} = g(y,z) - bz \end{cases} \tag{2-11}$$

其中,z 代表 CTL 反应的强度,即病毒特异性 CTL 的强度。感染细胞则在速率 pyz 下被 CTL 杀伤,参数 p 代表 CTL 杀伤感染细胞的速率。CTL 对抗原增殖反应的速率为 $g(y,z)$。由于机体免疫反应的复杂性,在不同的假设机制下 $g(y,z)$ 有以下不同的表达形式。

①CTL 产生的速率是常数,即 CTL 响应为自调节的

$$g(y,z) = c$$

②CTL 的产生仅依赖于被感染细胞的数量,即线性免疫响应

$$g(y,z) = cy$$

③CTL 的产生还依赖于 CTL 的数量

$$g(y,z) = cyz$$

(7)文献[75]中讨论了带免疫项的模型:

$$\begin{cases} \dfrac{\mathrm{d}x}{\mathrm{d}t} = \lambda - \mathrm{d}x - \beta vx \\[3mm] \dfrac{\mathrm{d}y}{\mathrm{d}t} = \beta vx - ay - syz \\[3mm] \dfrac{\mathrm{d}v}{\mathrm{d}t} = ky - uv \\[3mm] \dfrac{\mathrm{d}z}{\mathrm{d}t} = ryz - nz \end{cases} \tag{2-12}$$

该模型有三个平衡点

$$E_1 = \left(\frac{\lambda}{d}, 0, 0, 0\right)$$

$$E_2 = \left[\frac{au}{\beta k}, \frac{d}{a}\left(\frac{\lambda}{d} - \frac{au}{\beta k}\right), \frac{\lambda}{\beta}\left(\frac{\beta k}{au} - \frac{\lambda}{d}\right), 0\right]$$

$$E_3 = \left[\frac{kn}{ru}, \frac{ru\lambda}{rud + \beta kn}, \frac{r}{n}, \frac{rk\beta\lambda}{s(rud + \beta kn)} - \frac{a}{s}\right]$$

其中

$$R_0 = \frac{\lambda\beta k}{adu}, R_i = 1 + \frac{n\beta k}{rdu}$$

①当 $R_0 < 1$ 时,平衡点 E_1 是唯一正的平衡点,渐近稳定且全局吸引。

②当 $1 < R_0 < R_i$ 时,平衡点 E_1 不稳定,平衡点 E_2 是另外的唯一正的平衡点,稳定且全局吸引。

③当 $R_0 > R_i$ 时,平衡点 E_1, E_2 不稳定,平衡点 E_3 稳定且全局吸引。

为了更好地理解病毒的致病机理、评价抗病毒药物的疗效、优化个体治疗方案,国内外许多学者应用数学模型来研究在抗病毒药物作用下乙肝病毒的动力学[76-77]。

(8)1996 年,德国数学家 Zeuzem 提出了关于抗乙肝病毒感染治疗的三室模型:

$$\begin{cases} \dfrac{dx}{dt} = \lambda - dx - (1-m)\beta vx \\ \dfrac{dy}{dt} = (1-m)\beta vx - by \\ \dfrac{dv}{dt} = (1-n)ky - mv \end{cases} \tag{2-13}$$

其中,m 表示抗病毒治疗药物对感染细胞产生病毒的抑制效率;n 表示抗病毒治疗药物对发生新感染细胞的抑制效率。

(9)2002 年,S. Lewin 等[78]考虑到部分感染细胞由于丢失 cccDNA 而转变成未感染状态,提出了以下模型:

$$\begin{cases} \dfrac{dx}{dt} = \lambda - dx - (1-m)\beta vx + py \\ \dfrac{dy}{dt} = (1-m)\beta vx - by - py \\ \dfrac{dv}{dt} = (1-n)ky - mv \end{cases} \tag{2-14}$$

其中,每个感染细胞以速率 ρ 转变成未感染状态。

(10)2004 年,闵乐泉和董西松[79] 提出了一个带有免疫响应的病毒动力学模型,模拟了拉米夫定抗乙肝治疗的临床数据,在拉米夫定治疗期间的模型为

$$\begin{cases} \dfrac{\mathrm{d}x}{\mathrm{d}t}=\lambda-\mathrm{d}x-\beta vx \\[2mm] \dfrac{\mathrm{d}y}{\mathrm{d}t}=\beta vx-(a+k_1)y-pye \\[2mm] \dfrac{\mathrm{d}v}{\mathrm{d}t}=(k-k_2)y-(u+k_3)v \\[2mm] \dfrac{\mathrm{d}e}{\mathrm{d}t}=k_4 y-k_5 ve \end{cases} \tag{2-15}$$

其中,e 表示免疫细胞,$k_4 y$ 表示免疫细胞的生长速率,$k_5 ve$ 表示免疫细胞的死亡速率,这里 $a,d,k,u,\lambda,k_1,k_2,k_3,k_4,k_5$ 均为正的常数。

(11)文献[80-81]提出了阿德福韦治疗 e 抗原阴性慢性乙肝患者的病毒动力学数学模型,治疗期间该模型为

$$\begin{cases} \dfrac{\mathrm{d}x}{\mathrm{d}t}=\lambda-\mathrm{d}x-\beta vx \\[2mm] \dfrac{\mathrm{d}y}{\mathrm{d}t}=\beta vx-(a+k_1)y-pye \\[2mm] \dfrac{\mathrm{d}v}{\mathrm{d}t}=(k-k_2)y-(u+k_3)v \\[2mm] \dfrac{\mathrm{d}e}{\mathrm{d}t}=k_4 y-k_5 ve-k_6 e \end{cases} \tag{2-16}$$

停药后的模型为

$$\begin{cases} \dfrac{\mathrm{d}x}{\mathrm{d}t}=\lambda-\mathrm{d}x-\beta vx \\[2mm] \dfrac{\mathrm{d}y}{\mathrm{d}t}=\beta vx-ay-pye \\[2mm] \dfrac{\mathrm{d}v}{\mathrm{d}t}=ky-uv \\[2mm] \dfrac{\mathrm{d}e}{\mathrm{d}t}=-k_5 ve-k_6 e \end{cases} \tag{2-17}$$

时滞对病毒动力学系统的影响,包括对平衡点全局、局部稳定性的影响,对平衡点分岔的影响,对分岔之间相互作用的影响,对混沌的影响

等,这些都是关注的焦点。常见的有以下三类时滞。

①从正常细胞与病毒结合到感染细胞能释放病毒之间的时滞。

②免疫系统从接受病毒刺激建立免疫应答到产生免疫细胞(如 CTL 等)之间的时滞。

③在药物治疗模型中,考虑从服用药物起到药物能在细胞内清除或抑制病毒所需要的时间。

(12)2000 年,文献[82]引入病毒生成时滞,分析了以下具有时滞的病毒感染模型:

$$
\begin{cases}
\dfrac{\mathrm{d}x}{\mathrm{d}t} = \lambda - \mathrm{d}x + px\left(1 - \dfrac{x+y}{x_{\max}}\right) - \beta vx \\[2mm]
\dfrac{\mathrm{d}y}{\mathrm{d}t} = \beta v(t-\tau)x(t-\tau) - ay \\[2mm]
\dfrac{\mathrm{d}v}{\mathrm{d}t} = ky - uv
\end{cases}
\tag{2-18}
$$

(13)2004 年,文献[83]引入免疫项,提出以下既带病毒生成时滞,又带免疫细胞时滞的数学模型:

$$
\begin{cases}
\dfrac{\mathrm{d}x}{\mathrm{d}t} = \lambda - \mathrm{d}x - \beta vx \\[2mm]
\dfrac{\mathrm{d}y}{\mathrm{d}t} = \beta vx - ay - pyz \\[2mm]
\dfrac{\mathrm{d}v}{\mathrm{d}t} = ky(t-\tau) - uv \\[2mm]
\dfrac{\mathrm{d}z}{\mathrm{d}t} = cy(t-\tau)z(t-\tau) - bz
\end{cases}
\tag{2-19}
$$

(14)2010 年,文献[84]引入病毒生成时滞,分析了以下具有时滞的病毒感染模型:

$$
\begin{cases}
\dfrac{\mathrm{d}x}{\mathrm{d}t} = \lambda - \mathrm{d}x + px\left(1 - \dfrac{x}{x_{\max}}\right) - \dfrac{\beta vx}{1+\alpha v} \\[2mm]
\dfrac{\mathrm{d}y}{\mathrm{d}t} = \dfrac{\beta e^{-m\tau}v(t-\tau)x(t-\tau)}{1+\alpha v(t-\tau)} - ay \\[2mm]
\dfrac{\mathrm{d}v}{\mathrm{d}t} = ky - uv
\end{cases}
\tag{2-20}
$$

国内外学者对 HBV 动力学模型研究的不断完善,能够从数学理论的角度模拟 HBV 在人体内感染、复制、清除的过程,揭示客观现象的发生机理,比较不同抗病毒治疗方法的效率,预测不同患者对治疗的反应,指导制定个体化的治疗方案,使临床病情分析、治疗决策更加定量化、科学化。

2.3　病毒感染模型的意义

国际著名的流行病动力学家 H. W. Hethcote 教授列举了对流行病进行建模的目的和作用[85]:模型公式化的过程使得假设、变量和参数更清晰;精确数学模型的性态可以用数学方法和计算机模拟去分析;建模允许不同假设和公式化效果的探讨;建模提供诸如阈值和再生数等概念;建模是检验理论和评价定量猜想的实验工具;具有适当复杂性的模型可以用于回答一些具体问题;模型可被用于估计关键参数;模型为各种不同信息的组织、连接和交叉检验提供结构;模型可用于比较不同类型的疾病,或在不同时间、不同种群内比较;模型可用于理论评估,比较或优化各种不同的发现、预防、治疗和控制方案;模型可用于评价结果对参数值改变的敏感性;建模可建议需要收集的最重要的数据;建模可对流行病学观察的设计与分析作出贡献;模型可用于确认趋势,进行一般性预防或估计预报中的不确定性;建模结果的确实性和强劲性可通过不同模型中参数值的范围来评估。

慢性 HBV 感染者体内 HBV 的产生、清除处于一种相对稳定状态。在抗病毒药物作用下,这种稳定状态被打破,血清病毒量下降。通过对患者用药后病毒的血症水平的一系列变化进行观察,定期检测给药后血液内的病毒载量,收集数据,建立数学模型并绘成曲线,可以了解病毒在人体内的感染、复制、清除的动力学过程[86-89]。

乙肝病毒动力学数学模型的应用:

(1)有助于理解病毒致病机理。将临床收集的数据代入数学模型公式,应用非线性回归分析计算出参数。这些参数可以为我们提供病毒在体内的基本动力学信息,使我们进一步了解病毒的特征。病毒有非常高的复制率,在传染过程中经历难以计数的传代,故常发生基因变异。通过与 HCV 和人类免疫缺陷病毒(HIV)的比较发现,血浆中

HBV 寿命长、日周转率低,因此可说明 HBV 病毒变异速度和产生耐药性的速度较慢。

Bianchi 研究发现[90],在慢性乙肝患者中有 5%～40% 的肝细胞被感染,感染细胞的日周转率为 6.2%,提示每天肝细胞有 0.3%～2.5% 被杀伤。应用数学模型对病毒动力学进行分析,有助于更好地理解病毒的生命周期和在体内的感染情况。目前,数学模型也应用于丙肝和艾滋病动力学的研究[91-92]。

(2)用于评价抗病毒治疗方法。目前,评价抗病毒药一般采用比较治疗前后血内病毒载量(负荷量)降低多少的方法,一般有效的药物至少应使循环内 HBV DNA 下降 2～3log。近年来,国内外学者应用数学模型计算不同治疗方法对病毒产生的抑制效率,然后进行比较,可以更好地了解不同药物的疗效。

Wolters 等[93]比较了拉米夫定、拉米夫定-泛昔洛韦、拉米夫定-更昔洛韦治疗慢性乙肝患者的动力学参数。研究中 12 例患者随机分入各组,接受 4 周的治疗。统计学分析显示,各组动力学参数无显著差异。但是,联合组的自由病毒清除速度较快,拉米夫定-更昔洛韦组感染肝细胞的清除最显著,抑制病毒产生的效率最低,拉米夫定-泛昔洛韦组效率最高,且组内每位患者的抑制效率均超过 94%,最为一致。

(3)指导临床治疗方案个体化。数学模型可预测每个乙肝患者对治疗的反应。例如,一名乙肝患者的基础病毒量是 $1×10^8$ cps/mL,自由病毒和感染细胞的半衰期分别为 1.1 天、180 天,阿德福韦每天 30mg 治疗,药物对病毒的抑制效率为 99.3%,若使血清病毒量下降至 1 拷贝,需要维持阿德福韦治疗 517 天[29]。同样的治疗对不同的乙肝患者可得出不同的抑制病毒的效率,所以建立数学模型有助于确定药物种类、剂量、疗程的个体化治疗方案。

传染病的防治是人类健康和国计民生的重大问题,对疾病流行规律的定量研究是防治工作的重要依据。传染病动力学研究是根据疾病发生、发展以及环境变化等情况,建立能反映其变化规律的数学模型。通过对模型动力学的研究,揭示疾病的发展过程,预测其流行规律和发展趋势,分析疾病流行的原因和关键因素,寻求传染病预防和控制的最优策略,为防治决策提供理论基础和数量依据。

传染病的研究方法主要有四种:描述性研究、分析性研究、实验性研究和理论性研究。传染病动力学研究是对传染病进行理论研究的一种重要方法。与生物统计相比,传染病动力学更着重于对疾病传播的内在规律的描述和研究,因此更有利于对疾病发展趋势的预测和最优控制策略的研究。传染病动力学与生物统计学的密切结合、模型的定性分析、数值计算和计算机模拟等方法的结合,有助于更加迅速、准确、全面地得出某地区疾病流行的规律。

第 3 章 改进的乙肝病毒感染模型的分析

3.1 改进的乙肝病毒感染模型

Nowak 等和 Perelson 等[66,94] 提出了基本的宿主体内病毒感染模型。该模型用来描述病毒在体内的复制感染过程:病毒在感染的细胞内产生,并以一定的速率释放至血液中,血液中的游离病毒以一定的速率被清除,有一小部分游离病毒以一定的速率进入细胞。它们现在被广泛地用于描述 HBV 和 HIV 的感染过程。

该基本模型的形式为

$$
\begin{cases}
\dfrac{\mathrm{d}x}{\mathrm{d}t} = f(x)x - \beta v x \\[2mm]
\dfrac{\mathrm{d}y}{\mathrm{d}t} = \beta v x - a y \\[2mm]
\dfrac{\mathrm{d}v}{\mathrm{d}t} = k y - u v
\end{cases}
\tag{3-1}
$$

其中,x 表示未感染的细胞个数;y 表示感染的细胞个数;v 表示游离病毒个数。函数 $f(x)$ 有以下两种形式:

(1)Nowak 和 May[66]:$f(x) = \lambda - \mathrm{d}x$。

(2)Perelson 和 Nelson[94]:$f(x) = \lambda - \mathrm{d}x + px\left(1 - \dfrac{x}{x_{\max}}\right)$。

参数 d, a, u 分别为未感染细胞、感染细胞和游离病毒颗粒的死亡率;β 是未感染细胞和游离病毒颗粒的接触率;λ 表示未感染细胞从前体组织中的常数产生率;p 和 $x_{\max}$ 分别代表未感染细胞增长率和环境容纳量。

模型(3-1)的病毒基本复制数 $R_0 = \dfrac{\beta k}{au}\hat{x}$，其中 $\hat{x}$ 表示感染初期宿主器官组织的未感染细胞总数。R_0 描述了在感染初期，一个感染细胞生成新感染细胞的平均数目。Nowak 等人指出，当病毒基本复制数 R_0 ＞1 时，模型将描述患者的持续带毒状态；当病毒基本复制数 R_0＜1 时，模型将描述患者的病毒被完全清除的过程。2003 年，Leenheer 和 Smith 在文献[95]中给出了模型(3-1)的全局动力学性质的严格数学证明。对于模型(3-1)中第一种情况：当 R_0＜1 时，病毒最终被清除，无病平衡点是全局渐近稳定的；当 R_0＞1 时，宿主体内持续感染病毒，持续带毒平衡点是全局渐近稳定的。对于模型(3-1)中第二种情况：当 R_0＜1 时，病毒最终被清除，无病平衡点是全局渐近稳定的；当 R_0＞1 时，系统的解要么趋于持续带毒平衡点，要么趋于周期解，若持续带毒平衡点不稳定时，系统的解则趋于周期解。

2008 年，文献[68]发现对于模型(3-1)，病毒的基本复制数 R_0 与 $\dfrac{\lambda}{d}$ 是正比关系，其中 $\dfrac{\lambda}{d}$ 表示感染初期宿主器官组织的未感染细胞总数。这意味着宿主器官组织的未感染细胞总数越大，越容易感染病毒，这显然是不合理的。因为与婴幼儿相比，成人的肝更大，但显然婴幼儿更容易感染乙肝病毒。所以在此基础上，提出了改进的 Nowak 和 May 模型，并应用于描述乙肝病毒感染过程。

$$\begin{cases} \dfrac{\mathrm{d}x}{\mathrm{d}t}=\lambda-\mathrm{d}x-\dfrac{\beta vx}{x+y} \\ \dfrac{\mathrm{d}y}{\mathrm{d}t}=\dfrac{\beta vx}{x+y}-ay \\ \dfrac{\mathrm{d}v}{\mathrm{d}t}=ky-uv \end{cases} \tag{3-2}$$

其中，x 表示未感染的细胞个数；y 表示感染的细胞个数；v 表示游离病毒个数；λ 表示未感染细胞的产生速率；dx 表示未感染细胞的死亡速率；β 表示未感染细胞被游离病毒感染的速率常数；ay 表示感染细胞的死亡速率；ky 表示感染细胞的病毒产生速率；uv 表示游离病毒死亡速率。这里 a,d,k,u,λ 均为正的常数。

模型(3-2)有两个平衡点，病毒清除平衡点 Q_1 和持续带毒平衡点 Q_2。

$$Q_1 = \left(\frac{\lambda}{d}, 0, 0\right)$$

$$Q_2 = \left(\frac{\lambda}{d+a(R_0-1)}, \frac{\lambda(R_0-1)}{d+a(R_0-1)}, \frac{\lambda k(R_0-1)}{u[d+a(R_0-1)]}\right)$$

病毒的基本复制数为 $R_0 = \frac{\beta k}{au}$，与宿主器官组织的未感染细胞总数无关。

文献[67]分析了无病平衡点的稳定性，得到了当 $R_0 < 1$ 时，无病平衡点是全局渐近稳定的；当 $R_0 > 1$ 时，持续带毒平衡点是局部稳定的。

3.1.1　正解及有界性分析

定理 3.1　系统(3-2)的所有初始条件为正的解都是非负解并且有界，即存在 $M > 0$，当 t 充分大时，$x(t) \leq M, y(t) \leq M, v(t) \leq M$。

证明： 首先证明 $x(t), y(t), v(t)$ 都是非负的。注意到系统初值都是正的，下面利用反证法证明 $x(t), y(t), v(t)$ 都是正的。

假设存在 t_0 使得 $x(t_0)$ 先等于 0，则 $x(t), y(t), v(t) \in R^+, t \in (0, t_0)$，由系统(3-2)第一个方程可得 $x'(t_0) = \lambda > 0$。因此当 $t \in (t_0 - \varepsilon, t_0)$ 时，$x(t) < 0$，其中 ε 为任意小的正数。这与 $x(t)$ 的连续性矛盾。因此 $x(t)$ 是恒正的。

同理，若存在 t_1 使得 $y(t_1)$ 先等于 0，则 $x(t), y(t), v(t) \in R^+$，$t \in (0, t_1)$，由系统(3-2)第二个方程可得 $y'(t_1) = \beta v(t_1) > 0$。因此当 $t \in (t_1 - \varepsilon, t_1)$ 时，$y(t) < 0$，其中 ε 为任意小的正数。这与 $y(t)$ 的连续性矛盾。因此 $y(t)$ 也是恒正的。

若存在 t_2 使得 $v(t_2)$ 先等于 0，则 $x(t), y(t), v(t) \in R^+, t \in (0, t_2)$，由系统(3-2)第三个方程可得 $v'(t_2) = ky(t_2) > 0$。因此当 $t \in (t_2 - \varepsilon, t_2)$ 时，$v(t) < 0$，其中 ε 为任意小的正数。这与 $v(t)$ 的连续性矛盾。因此 $v(t)$ 也是恒正的。

综上可得，当 $x(0) > 0, y(0) > 0, v(0) > 0$ 时，系统(3-2)的解都是非负解。

其次证明 $x(t), y(t), v(t)$ 有界。构造函数

$$V_1(t) = x(t) + y(t)$$

沿着系统(3-2)的解求导，可得

$$V_1'(t) = \lambda - \mathrm{d}x - ay$$
$$\leqslant \lambda - \min\{a, d\}V_1(t)$$

记 $m = \min\{a, d\}$，则有

$$V_1(t) \leqslant \frac{\lambda}{m} + \left(V_1(0) - \frac{\lambda}{m}\right)e^{-mt}$$

因此，$V_1(t)$ 有界，即 $x(t), y(t)$ 有界。不妨设 $x(t) \leqslant M_1, y(t) \leqslant M_1$.
由系统(3-2)的第三个方程可得

$$v'(t) = ky - uv \leqslant M_1 - uv$$

同理可得 $v(t)$ 有界。因此当 t 充分大时，存在 $M > 0$，使得

$$x(t) \leqslant M, y(t) \leqslant M, v(t) \leqslant M$$

定理证毕。

3.1.2　全局稳定性分析

定理 3.2　当 $R_0 < 1$ 时，无病平衡点 Q_1 是全局渐近稳定的。

证明：综合系统(3-2)的第二、三个方程得

$$\begin{cases} \dfrac{y}{\mathrm{d}t} = \dfrac{\beta v x}{x + y} - ay \leqslant \beta v - ay \\[2mm] \dfrac{\mathrm{d}v}{\mathrm{d}t} = ky - uv \end{cases} \tag{3-3}$$

系统(3-3)的比较方程为

$$\begin{cases} \dfrac{\mathrm{d}z_1}{\mathrm{d}t} = = \beta z_2 - a z_1 \\[2mm] \dfrac{\mathrm{d}z_2}{\mathrm{d}t} = k z_1 - u z_2 \end{cases} \tag{3-4}$$

当 $R_0 = \dfrac{au}{\beta k} < 1$ 时，比较方程(3-4)有两个负根。

因此

$$\lim_{t \to +\infty} z_i = 0, i = 1, 2$$

对任意 $0 < y(0) < z_1(0), 0 < v(0) < z_2(0)$，由比较定理可得

$$y(t) < z_1(t), v(t) < z_2(t)$$

所以

$$\lim_{t\to+\infty} y(t)=0,\ \lim_{t\to+\infty} v(t)=0$$

由系统(3-2)第一个方程可得，

$$\lambda-dx-\beta v\leqslant x'(t)\leqslant\lambda-dx$$

所以

$$\lim_{t\to+\infty} x(t)=\frac{\lambda}{d}$$

定理证毕。

定理 3.3 当 $R_0=1$ 时，无病平衡点 Q_1 是全局渐近稳定的。

证明: 根据系统(3-2)的第三个方程可得

$$v(t)=v(0)e^{-ut}+\frac{\int_0^t ky(s)e^{us}\,ds}{e^{ut}}$$

所以

$$\left|v(t)-\frac{k}{u}y(t)\right|\to 0,\ t\to+\infty \tag{3-5}$$

对任意的 $\varepsilon>0$，存在 t_1，对任意 $t>t_1$ 有

$$y'(t)=\frac{\beta vx}{x+y}-ay<\beta\varepsilon+\frac{(\beta k/u-a)xy}{x+y}-\frac{ay^2}{x+y}$$

当 $R_0=\dfrac{au}{\beta k}=1$，$\varepsilon$ 任意小时，有 $\dfrac{y'}{y^2}\leqslant-\dfrac{a}{M}$。

所以

$$\lim_{t\to+\infty} y(t)=0$$

由式(3-5)可得

$$\lim_{t\to+\infty} v(t)=0$$

由系统(3-2)的第一个方程可得

$$\lambda-dx-\beta x\leqslant x'(t)\leqslant\lambda-dx$$

又知

$$\lim_{t\to+\infty} y(t)=0,\ \lim_{t\to+\infty} v(t)=0$$

所以

$$\lim_{t\to+\infty} x(t)=\frac{\lambda}{d}$$

定理证毕。

定理 3.4　当 $R_0>1$ 时,系统(3-2)是一致持续系统。

证明:由文献[95]中的引理 3.5 可知,系统(3-2)一致持续性等价于证明无病平衡点 Q_1 是弱吸引子,即

$$\lim_{t\to+\infty}\sup d(X(t,X_0),Q_1)>0,X_0\in X_1=\mathrm{int}(R_+^3)\quad(3\text{-}6)$$

其中 $d(X,Q_1)$ 为 $X=(x(t),y(t),v(t))$ 到 Q_1 的距离。

假设平衡点 Q_1 不是弱吸引子,那么(3-6)式不成立。则有

$$\lim_{t\to+\infty}x(t)=\frac{\lambda}{d},\lim_{t\to+\infty}y(t)=0,\lim_{t\to+\infty}v(t)=0$$

当 $R_0>1$ 时,取任意小正数 ε,有

$$\frac{\beta k\left(\frac{\lambda}{d}-\varepsilon\right)}{au\left(\frac{\lambda}{d}+2\varepsilon\right)}>1\quad(3\text{-}7)$$

对于上述 ε,根据式(3-7)可得,存在 $t_0>0$ 使得 $t>t_0$,有

$$\frac{\lambda}{d}-\varepsilon<x(t)<\frac{\lambda}{d}+\varepsilon,y(t)<\varepsilon,v(t)<\varepsilon$$

综合系统(3-2)的第二、三个方程得,当 $t>t_0$ 时

$$\begin{cases}\dfrac{\mathrm{d}y}{\mathrm{d}t}=\dfrac{\beta vx}{x+y}-ay\geqslant\dfrac{\frac{\lambda}{d}-\varepsilon}{\frac{\lambda}{d}+2\varepsilon}\beta v-ay\\[4mm]\dfrac{\mathrm{d}v}{\mathrm{d}t}=ky-uv\end{cases}\quad(3\text{-}8)$$

则式(3-8)的比较方程为

$$\begin{cases}\dfrac{\mathrm{d}z_1}{\mathrm{d}t}=\dfrac{\frac{\lambda}{d}-\varepsilon}{\frac{\lambda}{d}+2\varepsilon}\beta z_2-az_1\\[4mm]\dfrac{\mathrm{d}z_2}{\mathrm{d}t}=kz_1-uz_2\end{cases}\quad(3\text{-}9)$$

式(3-9)的系数矩阵为

$$J=\begin{pmatrix}-a&\dfrac{\frac{\lambda}{d}-\varepsilon}{\frac{\lambda}{d}+2\varepsilon}\beta\\[4mm]k&-u\end{pmatrix}$$

由式(3-7)可知,J 的最大的特征根为正数。则对于经过点$(lv_1(t_0),$
$lv_2(t_0)),l>0$,且满足 $lv_1(t_0)<y(t_0),lv_2(t_0)<v(t_0)$的任意解有

$$\lim_{t\to+\infty}z_i=+\infty,i=1,2$$

由比较定理可得

$$\lim_{t\to+\infty}y(t)=+\infty,\lim_{t\to+\infty}v(t)=+\infty$$

这与定理 3.1 中系统(3-2)有界矛盾。所以没有正解趋向无病平衡点
Q_1,即系统是一致持续的。

当 $R_0>1$ 时,系统出现了持续带毒平衡点 Q_2。为了分析持续带毒
平衡点 Q_2 的稳定性,先引入一个引理:

引理 3.1[69] D 是一个凸集且有界,系统 $\dot{X}=F(x),x\in D$ 是一个
竞争、一直持续的系统,并且有稳定的周期轨道。若 $\overline{X}_0$ 是 D 的内部唯
一的平衡点,且局部稳定,那么 $\overline{X}_0$ 是全局渐近稳定的。

定义

$$D=\{(x,y,v)\in R_+^3\mid 0<x\leqslant\frac{\lambda}{d},0\leqslant y\leqslant M,0\leqslant v\leqslant M\}$$

由定理 3.1 的证明过程可知,系统(3-2)从 D 内出发的轨线都不会离开
D,D 是系统(3-2)的正向不变集。

下面只需验证系统(3-2)满足引理 3.1 的条件,即可证明当 $R_0>1$
时,系统(3-2)的平衡点 Q_2 全局渐近稳定。

定理 3.5   当 $R_0>1$ 时,系统(3-2)的平衡点 Q_2 全局渐近稳定。

证明: 由文献[96]可知,系统(3-2)的 ω 极限集是平衡点 Q_2 或是非平
凡的周期轨道。假设系统(3-2)的 ω 极限集不是平衡点 Q_2,即系统(3-2)
有非平凡的周期轨道。类似文献[97],证明系统(3-2)的周期轨道是渐
近稳定的。

沿系统(3-2)任一周期轨道 $p(t)=(x(t),y(t),v(t))$ 的二阶复合
矩阵为

$$DF^{[2]}=\begin{pmatrix} -d-a-\dfrac{\beta v}{x+y} & \dfrac{\beta x}{x+y} & \dfrac{\beta x}{x+y} \\[3mm] k & -d-u-\dfrac{\beta vy}{(x+y)^2} & \dfrac{\beta vx}{(x+y)^2} \\[3mm] 0 & \dfrac{\beta vy}{(x+y)^2} & -a-u-\dfrac{\beta vx}{(x+y)^2} \end{pmatrix}$$

$$\tag{3-10}$$

将 $p(t)$ 代入式(3-10)得

$$\begin{cases} W_1' = \left(-d - a - \dfrac{\beta v}{x+y}\right)W_1 + \dfrac{\beta x}{x+y}(W_2 + W_3) \\[2mm] W_2' = kW_1 - \left[d + u + \dfrac{\beta v y}{(x+y)^2}\right]W_2 + \dfrac{\beta v x}{(x+y)^2}W_3 \\[2mm] W_3' = \dfrac{\beta v y}{(x+y)^2}W_2 - \left[a + u + \dfrac{\beta v x}{(x+y)^2}\right]W_3 \end{cases}$$

考虑 Lyapunov 函数

$$V(W_1, W_2, W_3, p) = \sup\left\{|W_1|, \frac{y(t)}{v(t)}(|W_2| + |W_3|)\right\}$$

由一致持续性可知，周期轨道 $p(t)$ 与边界 ∂D 有一确定的距离。故存在常数 $\eta > 0$ 使得

$$V \geqslant \eta \sup\{|W_1|, |W_2|, |W_3|\} \tag{3-11}$$

沿着系统(3-2)计算 V 的右导数，由于

$$D_+|W_1| \leqslant \left(-d - a - \frac{\beta v}{x+y}\right)|W_1| + \frac{\beta x}{x+y}(|W_2| + |W_3|)$$

$$D_+|W_2| \leqslant k|W_1| + \left[-d - u - \frac{\beta v y}{(x+y)^2}\right]|W_2| + \frac{\beta v x}{(x+y)^2}|W_3|$$

$$D_+|W_3| \leqslant \frac{\beta v y}{(x+y)^2}|W_2| + \left[-a - u - \frac{\beta v x}{(x+y)^2}\right]|W_3|$$

因此可得

$$\begin{aligned} D_+ \frac{y(t)}{v(t)}(|W_2| + |W_3|) &= \left(\frac{y'(t)}{y(t)} - \frac{v'(t)}{v(t)}\right)\frac{y(t)}{v(t)}(|W_2| + |W_3|) \\ &\quad + \frac{y(t)}{v(t)}D_+(|W_2| + |W_3|) \\ &\leqslant k\frac{y(t)}{v(t)}|W_1| + \frac{y(t)}{v(t)}\left[\frac{y'(t)}{y(t)} - \frac{v'(t)}{v(t)}\right. \\ &\quad \left. -u - \min(a, d)\right](|W_2| + |W_3|) \end{aligned}$$

因此

$$D_+ V(t) \leqslant \sup(g_1(t), g_2(t))V(t) \tag{3-12}$$

其中

$$g_1(t) = -d - a - \frac{\beta v}{x+y} + \frac{v}{y} \cdot \frac{\beta x}{x+y} = -d - \frac{\beta v}{x+y} + \frac{y'}{y}$$

$$g_2(t) = k\frac{y}{v} + \frac{y'}{y} - \frac{v'}{v} - u - \min(a, d) = \frac{y'}{y} - \min(a, d)$$

记 $h = \min(a, d)$，故

$$\sup(g_1(t), g_2(t)) \leqslant \frac{y'}{y} - h$$

因此，由式（3-12）及 Gronwall 不等式，可得

$$V(t) \leqslant V(0)y(t)e^{-ht} \leqslant V(0)Me^{-ht}$$

故当 $t \to +\infty$ 时，$V(t) \to 0$。又因为式（3-11），所以当 $t \to +\infty$ 时，$(W_1(t), W_2(t), W_3(t)) \to 0$，即二阶复合系统（3-10）是渐近稳定的。

其次，要验证系统（3-2）满足引理 3.1 的条件，因 D 是凸的区域，故只需证明三维系统（3-2）是竞争系统即可。系统（3-2）的 Jacobian 矩阵为

$$J = \begin{pmatrix} -d - \dfrac{\beta v x}{(x+y)^2} & \dfrac{\beta v x}{(x+y)^2} & -\dfrac{\beta x}{x+y} \\ \dfrac{\beta v y}{(x+y)^2} & -a - \dfrac{\beta v x}{(x+y)^2} & \dfrac{\beta x}{x+y} \\ 0 & k & -u \end{pmatrix}$$

取对角矩阵 $H = diag(1, -1, 1)$，容易验证 HJH 的非对角线元素非正。故系统（3-2）是竞争系统，满足 Poincare$'$-Bendixson 性质。

由定理 3.4 可知，系统（3-2）是一致持续的，且 Q_2 是 D 的内部唯一的平衡点，且局部稳定。

综上所述，系统（3-2）满足引理 3.1 的全部条件，因此当 $R_0 > 1$ 时，系统（3-2）的平衡点 Q_2 全局渐近稳定。

3.1.3　拉米夫定抗乙肝病毒治疗模型及数值模拟

在系统（3-2）的基础上，本节建立抗病毒治疗动力学模型，模拟 Nowak 等[65]提出的肝功能正常的乙肝患者拉米夫定抗乙肝病毒临床数据。患者服用了 24 周的拉米夫定后停止治疗，然后进行了 24 周的跟踪治疗。患者的血浆病毒载量分别在第 0、2、4、6、8、12、16、20、24、28、32、36、40、44 和 48 周测得。我们选择文献[65]中图 1(A)1 号患者的 HBV DNA 数据进行模拟（见表 3-1）。

表 3-1　ABVIM 模型治疗期间 HBV DNA 载量及模拟（cpies/mL）

周数	0	2	4	6	8	12	16	20
临床数据	7.90	6.08	6.02	6.03	6.02	6.03	6.02	6.03
模拟结果	7.90	6.14	6.11	6.10	6.07	6.03	5.99	5.94

周数	24	28	32	36	40	44	48	
临床数据	6.02	7.90	7.90	7.90	7.90	7.90	7.85	
模拟结果	5.90	7.76	7.83	7.87	7.89	7.90	7.90	

考虑到药物治疗期间药物对病毒的抑制作用，假设在治疗期间采用以下模型：

$$\begin{cases} \dfrac{\mathrm{d}x}{\mathrm{d}t}=\lambda-\mathrm{d}x-(1-m)\dfrac{\beta v x}{x+y} \\[2mm] \dfrac{\mathrm{d}y}{\mathrm{d}t}=(1-m)\dfrac{\beta v x}{x+y}-ay \\[2mm] \dfrac{\mathrm{d}v}{\mathrm{d}t}=(1-n)ky-uv \end{cases} \qquad (3\text{-}13)$$

其中，m 和 n 代表药物的治疗效率，其他参数的意义与模型（3-2）中相同。

在治疗之前，$m=n=0$，并且假设患者体内 HBV DNA 水平处于持续稳定带毒平衡状态。因此，

$$k=\frac{uv(0)\big[a(R_0-1)+d\big]}{\lambda(R_0-1)},\beta=\frac{auR_0}{k}$$

显然，模型（3-2）与模型（3-13）具有相同的无病平衡点 $Q_1=\left(\dfrac{\lambda}{d},0,0\right)$。

模型（3-13）的病毒基本复制率 $R_0=\dfrac{(1-m)(1-n)\beta k}{au}$，3.1.2 节相应的定理结论仍然成立。

为了估计模型（3-13）中的参数，采取下列方法：

（1）正常成年人体内肝脏细胞大约有 2×10^{11} 个[66]，大约有 3000mL 血浆。通常以每毫升血浆中含有的病毒数量作为检测标准，所以假设：

$$\frac{\lambda}{d}\approx\frac{2\times10^{11}}{3000}$$

（2）由于肝细胞的半衰期大约为半年[66]，假设

$$d = -\ln(0.5)/183 \approx 0.00379$$

（3）由于自由病毒的半衰期大约为半天[66]，所以

$$u = 0.67$$

（4）假设治疗之前患者体内 HBV DNA 水平处于持续稳定带毒平衡状态

$$Q_2 = \left(\frac{\lambda}{d+a(R_0-1)}, \frac{\lambda(R_0-1)}{d+a(R_0-1)}, \frac{\lambda k(R_0-1)}{u[d+a(R_0-1)]} \right)$$

（5）基于临床数据和数值模拟，我们选择其他参数如下：

$$\{d,a,u,R_0,m,n\} = \{3.79 \times 10^{-3}, 3.79 \times 10^{-3}, 0.67, 9, 0, 0.982\}.$$

数值模拟结果如图 3-1 所示。在拉米夫定治疗期间，系统(3-13)的基本再生数 R_0 由 9 变到 0.162，并且患者 HBV DNA 载量迅速下降。停止治疗后，病毒载量很快反弹至初始状态。在治疗期间，病毒的基本复制率 $R_0 = \frac{(1-m)(1-n)\beta k}{au} = 0.162 < 1$，无病平衡点 Q_1 全局渐近稳定。停止治疗后，病毒的基本复制率大于1，持续带毒平衡点 Q_2 全局渐近稳定。数值模拟证实了 3.1.2 节的理论分析，当病毒的基本复制数 $R_0 < 1$ 时，病毒最终会被清除；当病毒的基本复制数 $R_0 > 1$ 时，患者体内最终进入持续带毒状态。

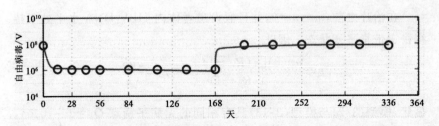

图 3-1　治疗模型(3-13)的病毒动力学曲线

下面用 Nowak 模型对上面提出的肝功能正常的乙肝患者拉米夫定治疗的临床数据进行模拟。考虑到药物治疗期间对病毒的抑制作用，得到了如下抗病毒治疗动力学模型：

$$
\begin{cases}
\dfrac{\mathrm{d}x}{\mathrm{d}t}=\lambda-\mathrm{d}x-(1-m)\beta vx \\[2mm]
\dfrac{\mathrm{d}y}{\mathrm{d}t}=(1-m)\beta vx-ay \\[2mm]
\dfrac{\mathrm{d}v}{\mathrm{d}t}=(1-n)ky-uv
\end{cases}
\tag{3-14}
$$

参数的意义与模型(3-13)中相同,并且与模型(3-2)中参数取值相同。临床数据与 Nowak 模型模拟的结果见表 3-2。

表 3-2　Nowak 模型治疗期间 HBV DNA 载量及模拟(cpies/mL)

周数	0	2	4	6	8	12	16	20
临床数据	7.90	6.08	6.02	6.03	6.02	6.03	6.02	6.03
模拟结果	7.90	6.1428	6.1183	6.0960	6.0739	6.0301	5.9868	5.9439
周数	24	28	32	36	40	44	48	
临床数据	6.02	7.90	7.90	7.90	7.90	7.90	7.85	
模拟结果	5.9015	7.7592	7.8348	7.8723	7.895	7.8972	7.9006	

在拉米夫定治疗期间,系统(3-14)的基本再生数 R_0 由 9 变到 0.162,并且患者 HBV DNA 载量迅速下降。停止治疗后,病毒载量很快反弹至初始状态。数值模拟结果如图 3-2 所示。

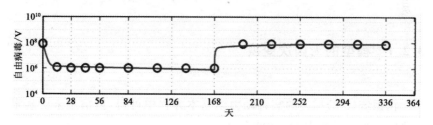

图 3-2　治疗模型(3-14)的病毒动力学曲线

从表 3-1 和表 3-2 可以得到,Nowak 模型及改进的病毒感染模型(ABVIM)都很好地模拟了患者使用拉米夫定抗乙肝病毒的临床数据。这表明对这名患者,我们选取的参数值具有实际的生物学意义。

进一步模拟显示,在无耐药性及病毒变异的情况下,只有延长治疗 22.3 年,才能完全清除患者体内的所有病毒,即使感染细胞数目小于 1

（为 0）。

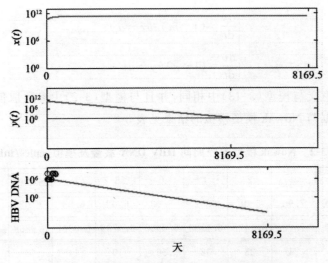

图 3-3　患者康复时系统(3-13)动力曲线图

3.2　无因次改进的乙肝病毒感染模型的分析与疗效预测

3.2.1　模型的无因次变换

由系统(3-2)描述的病毒动力学基本方程中可得,当宿主未受病毒感染时应处于平衡点 Q_1 的状态,即

$$x(t)=\frac{\lambda}{d},y(t)=0,v(t)=0$$

因此,$\frac{\lambda}{d}$ 代表宿主将被病毒感染的器官细胞的总数量。

若将宿主受到病毒感染的时刻记为 $t=0$,则系统(3-2)的初始条件为

$$x(t) = \frac{\lambda}{d}, y(t) = 0, v(t) = v_0$$

系统(3-2)有 6 个参数,为了便于进行一般性的分析,进行下面的无因次变换

$$x = \frac{\lambda}{d} x_1, y = y_1, v = v_1, t = \frac{\tau}{d}$$

系统(3-2)变换成

$$\begin{cases} \dfrac{\mathrm{d}x_1}{\mathrm{d}\tau} = 1 - x_1 - \dfrac{\theta_1 v_1 x_1}{x_1 + y_1} \\[3mm] \dfrac{\mathrm{d}y_1}{\mathrm{d}\tau} = \theta_1 \left(\dfrac{v_1 x_1}{x_1 + y_1} - y_1 \right) \\[3mm] \dfrac{\mathrm{d}v_1}{\mathrm{d}\tau} = \theta_2 (R_0 y_1 - v_1) \end{cases} \tag{3-15}$$

其中

$$R_0 = \frac{\beta k}{au}, \theta_1 = \frac{a}{d}, \theta_2 = \frac{u}{d}$$

从而系统(3-8)的平衡点 Q_1^* 和 Q_2^* 可分别表示为

$$Q_1^* = (1, 0, 0)$$

$$Q_2^* = \left(\frac{1}{1 + \theta_1(R_0 - 1)}, \frac{R_0 - 1}{1 + \theta_1(R_0 - 1)}, \frac{R_0(R_0 - 1)}{1 + \theta_1(R_0 - 1)]} \right)$$

类似 3.1 节,易证当 $R_0 < 1$ 时, Q_1^* 稳定且大范围吸引;当 $R_0 > 1$ 时, Q_2^* 稳定且大范围吸引。

通过变换发现:

(1) $\dfrac{1}{R_0}$ 代表宿主未感染细胞占总细胞(未感染细胞和感染细胞的总和)的比例。

(2) θ_1 代表宿主感染细胞的死亡速度参数与未感染细胞的死亡速度参数的比值。

(3) θ_2 代表宿主病毒的死亡速度参数与未感染细胞的死亡速度参数的比值。

在 ABVIM 模型中,共有 6 个待定参数。通过无因次变换后,ABVIM 无因次模型(3-15)中只有 3 个参数,即 R_0, θ_1 和 θ_2,且它们都是变量之间的比值,因此无因次的模型更便于动力学的分析,而且更具有普遍性。

在抗 HBV 感染药物治疗期间,采用的抗病毒无因次方程为

$$\begin{cases} \dfrac{\mathrm{d}x_1}{\mathrm{d}\tau} = 1 - x_1 - (1-m)\dfrac{\theta_1 v_1 x_1}{x_1 + y_1} \\[2mm] \dfrac{\mathrm{d}y_1}{\mathrm{d}\tau} = \theta_1 \left[(1-m)\dfrac{v_1 x_1}{x_1 + y_1} - y_1 \right] \\[2mm] \dfrac{\mathrm{d}v_1}{\mathrm{d}\tau} = \theta_2 \left[(1-n)R_0 y_1 - v_1 \right] \end{cases} \quad (3\text{-}16)$$

慢性乙型肝炎患者特异性 CTL 细胞阳性率为 $0.86\% \sim 0.58\%$[3]，并且 HBV 是无毒性的，因此可以假设：在多数情形下宿主感染细胞的死亡速度与未感染细胞的死亡速度是相同的，即 $\theta_1 = 1$。

因此，系统(3-15)化为

$$\begin{cases} \dfrac{\mathrm{d}x_1}{\mathrm{d}\tau} = 1 - x_1 - \dfrac{v_1 x_1}{x_1 + y_1} \\[2mm] \dfrac{\mathrm{d}y_1}{\mathrm{d}\tau} = \dfrac{v_1 x_1}{x_1 + y_1} - y_1 \\[2mm] \dfrac{\mathrm{d}v_1}{\mathrm{d}\tau} = \theta_2 (R_0 y_1 - v_1) \end{cases} \quad (3\text{-}17)$$

系统(3-10)的平衡点 Q_1 和 Q_2 分别表示为

$$Q_1 = (1, 0, 0) \quad (3\text{-}18)$$

$$Q_2 = \left(\frac{1}{R_0}, 1 - \frac{1}{R_0}, R_0 - 1 \right) \quad (3\text{-}19)$$

式(3-18)与式(3-19)的解释是：在 $\theta_1 = 1$ 的假设下，即宿主感染细胞的死亡速度与未感染细胞的死亡速度相同的情况下，达到持续带毒平衡点 Q_2 时未感染细胞与感染细胞的总和等于感染前的细胞数量1。

3.2.2　数值模拟与分析

在一般情况下，乙肝患者体内感染细胞占总细胞的 $5\% \sim 45\%$，即未感染细胞占总细胞的比例为 $60\% \sim 95\%$[29]，所以基本复制数的取值为 $1.03 < R_0 < 1.67$。在数值模拟中，为了更具普遍性，我们将 R_0 的取值范围扩大，取 $1.01 \leqslant R_0 \leqslant 20$，$\theta_1 = 1$。

首先模拟：在不同的 θ_2，R_0 和药物抑制率 m，n 下，患者彻底康复，即患者体内的感染细胞数 y 小于 1 所需的时间。因为肝细胞的数量约为 2×10^{11}，所以在无因次变换模型中我们要模拟出 $y_1 < 5 \times 10^{-12}$ 的时间。模拟结果列于表 3-3 到表 3-8。

表 3-3　治愈时间 $\tau=dt$（t 表示天数），其中 $\theta_2=u/d,m=0,n=0.99$

θ_2 \ τ	1.01	1.1	1.2	1.4	1.6	2	5	10	15	20
5	21.9261	24.1810	24.8311	25.4398	25.7995	26.2145	27.7362	29.7420	31.8586	34.1411
40	21.6633	23.9181	24.5683	25.1631	25.4813	25.8825	27.1828	28.8013	30.5029	32.3981
80	21.6494	23.9043	24.5406	25.1355	25.4675	25.8548	27.1552	28.7460	30.4337	32.3012
120	21.6365	23.9043	24.5406	25.1355	25.4536	25.8584	27.1413	28.7322	30.4060	32.2597
190	21.6365	23.8974	24.5406	25.1355	25.4536	25.8548	27.1275	28.7183	30.3922	32.2459

表 3-4　治愈时间 $\tau=dt$（t 表示天数），其中 $\theta_2=u/d,m=0,n=0.999$

θ_2 \ τ	1.01	1.1	1.2	1.4	1.6	2	5	10	15	20
5	21.6633	23.8905	24.4991	25.0525	25.3291	25.6473	26.2560	26.6157	26.8674	27.0860
40	21.4558	23.6830	24.2916	24.8311	25.1078	25.4121	25.9655	26.2145	26.3805	26.5327
80	21.4419	23.6691	24.2778	24.8173	25.0940	25.3983	25.9516	26.1868	26.3528	26.5050
120	21.4419	23.6691	24.2778	24.8173	25.0940	25.3983	25.9378	26.1868	26.3528	26.5050
190	21.4419	23.6553	24.2778	24.8173	25.0940	25.3845	25.9378	26.1868	26.3528	26.4912

表 3-5　治愈时间 $\tau=dt$（t 表示天数），其中 $\theta_2=u/d,m=0,n=0.90$

τ \ θ_2	1.01	1.1	1.2	1.4	1.6	2	5	10	15	20
5	25.1770	28.3587	29.0365	30.4199	31.8170	33.9001	57.2707	>1300	>1300	>1300
40	24.9003	27.5278	28.9120	29.6037	30.5720	32.5087	52.5673	>1300	>1300	>1300
80	24.4853	27.2520	28.6353	29.3270	30.2954	32.0937	51.8756	>1300	>1300	>1300
120	24.2086	26.9753	28.3587	29.3270	30.2677	32.0937	51.4606	>1300	>1300	>1300
190	24.0703	26.8370	28.2203	29.3270	30.2677	32.0937	51.4606	>1300	>1300	>1300

表 3-6　治愈时间 $\tau=dt$（t 表示天数），其中 $\theta_2=u/d,m=0.999,n=0.99$

τ \ θ_2	1.01	1.1	1.2	1.4	1.6	2	5	10	15	20
5	21.4143	23.6276	24.2363	24.7758	25.0525	25.3430	25.8133	25.9240	25.9655	25.9793
40	21.4143	23.6276	24.2363	24.7758	25.0525	25.3291	25.8133	25.9240	25.9655	25.9793
80	21.4143	23.6276	24.2363	24.7758	25.0525	25.3291	25.8133	25.9240	25.9655	25.9793
120	21.4143	23.6276	24.2363	24.7758	25.0525	25.3291	25.8133	25.9240	25.9655	25.9793
190	21.4143	23.6276	24.2363	24.7758	25.0525	25.3291	25.8133	25.9240	25.9655	25.9793

表 3-7　治愈时间 $\tau = dt$（t 表示天数），其中 $\theta_2 = u/d, m = 0.999, n = 0.999$

θ_2 ＼ τ	1.01	1.1	1.2	1.4	1.6	2	5	10	15	20
5	21.4143	23.6276	24.2363	24.7758	25.0525	25.3430	25.8133	25.9240	25.9655	25.9793
40	21.4143	23.6276	24.2363	24.7758	25.0525	25.3291	25.7995	25.9240	25.9655	25.9793
80	21.4143	23.6276	24.2363	24.7758	25.0525	25.3291	25.7995	25.9240	25.9655	25.9793
120	21.4143	23.6276	24.2363	24.7758	25.0525	25.3291	25.7995	25.9240	25.9655	25.9793
190	21.4143	23.6276	24.2363	24.7758	25.0525	25.3291	25.7995	25.9240	25.9655	25.9793

表 3-8　治愈时间 $\tau = dt$（t 表示天数），其中 $\theta_2 = u/d, m = 0.999, n = 0.9$

θ_2 ＼ τ	1.01	1.1	1.2	1.4	1.6	2	5	10	15	20
5	22.1336	24.2086	24.9003	25.3153	25.592	25.8686	26.5603	26.5603	26.5603	26.5603
40	22.1336	24.2086	24.9003	25.3153	25.592	25.8686	26.5603	26.5603	26.5603	26.5603
80	22.1336	24.9003	24.9003	25.3153	25.592	25.8686	26.5603	26.5603	26.5603	26.5603
120	22.1336	24.9003	24.9003	25.3153	25.592	25.8686	26.5603	26.5603	26.5603	26.5603
190	22.1336	24.9003	24.9003	25.3153	25.592	25.8686	26.5603	26.5603	26.5603	26.5603

从表 3-3 至表 3-8 可得出下面的结论：

(1)在治疗药物对感染细胞产生病毒的抑制效率取值 $99\%<n<99.9\%$，在宿主未感染细胞占总细胞的比例取值 $50\%<R_0<95\%$（$1.05<R_0<2$）和描述病毒与正常肝细胞死亡的速度常数比例取值 $5<\theta_2<190$ 范围内，抗病毒感染治疗的治愈时间为 τ。因此在如此大的参数变化范围内，治愈时间仅差 1.5537 倍，因此对于 CTL 阴性的慢性乙肝患者，抗病毒治疗疗效的差别似乎是非本质的。

(2)表 3-3 和表 3-4 表明，治疗药物对发生新感染细胞产生病毒的抑制效率由 99％增至 99.9％时，对于 $1.01<R_0<2$ 的患者，其治愈时间变化甚小，治愈时间为前者的 $0.97836\sim0.99105$ 倍。这个结果表明盲目地增加药物的抑制效率(用药剂量)，并不能显著提高长期的疗效。

(3)表 3-5 说明对于感染细胞多于 90％的患者，$n=90\%$ 的抑制效率不能达到治愈的疗效。

(4)表 3-6 至表 3-8 表明，提高治疗药物对发生新感染细胞产生病毒的抑制效率 m 对于疗效作用甚小。对于 $1.01<R_0<2$（未感染细胞为 50％～95％）的患者，其治愈时间几乎没有变化。$m=0$ 增至 $m=0.999$ 时，治愈时间仅为前者的 $0.96676\sim0.99882$ 倍。

下面我们模拟抗病毒药物治疗使病毒水平 $v_1<0^{-4}$ 所需的时间，模拟结果列于表 3-9 和表 3-10。

模拟结果分析：

(1)在治疗药物对感染细胞产生病毒的抑制效率取值 $90\%\leqslant n\leqslant99\%$，在宿主未感染细胞占总细胞的比例取值 $50\%<R_0<95\%$（$1.05<R_0<2$），描述病毒与正常肝细胞死亡的速度常数比例取值 $5\leqslant\theta_2\leqslant190$ 范围内，病毒降至小于 10^{-4} 负荷的时间 $4.8694/d\leqslant t$（天）$\leqslant11.2190/d$。在参数变化范围内，治愈时间差 2.3040 倍。

(2)表 3-9 和表 3-10 表明，治疗药物对发生新感染细胞产生病毒的抑制效率由 90％增至 99％时，对于 $1.01<R_0<2$ 的患者，病毒降至小于 10^{-4} 负荷的时间为前者的 $0.7790\sim0.9057$ 倍。

(3)表 3-9 说明对于感染细胞多于 90％的患者，病毒降至小于 10^{-4} 负荷的时间超过了 $1300/d$。

表 3-9　病毒降至小于 10^{-4} 负荷的时间，其中 $n=0.90, m=0$

θ_2 \ τ	1.01	1.1	1.2	1.4	1.6	2	5	10	15	20
5	5.462	8.0788	8.8811	9.7388	10.3060	11.2190	18.855	>1300	>1300	>1300
40	5.1627	7.7053	8.4730	9.2823	9.7941	10.5965	17.0567	>1300	>1300	>1300
80	5.1461	7.6776	8.4523	9.2422	9.7803	10.5550	16.9460	>1300	>1300	>1300
120	5.1322	7.6707	8.4384	9.2422	9.7526	10.5411	16.904	>1300	>1300	>1300
190	5.1322	7.6638	8.4246	9.2283	9.7457	10.5411	16.8769	>1300	>1300	>1300

表 3-10　病毒降至小于 10^{-4} 负荷的时间，其中 $n=0.99, m=0$

θ_2 \ τ	1.01	1.1	1.2	1.4	1.6	2	5	10	15	20
5	4.8694	7.1243	7.7468	8.3139	8.6183	8.9641	9.8080	10.5965	11.3296	12.1043
40	4.6619	6.9029	7.5254	8.0926	8.3831	8.7013	9.4344	10.0570	10.6241	11.2466
80	4.6481	6.8891	7.5116	8.0788	8.3693	8.6874	9.4344	10.0293	10.5965	11.2190
120	4.6481	6.8891	7.5116	8.0649	8.3554	8.6874	9.4206	10.0155	10.5965	11.2051
190	4.6481	6.8891	7.5116	8.0649	8.3554	8.6874	9.4206	10.0155	10.5826	11.1913

表 3-11　治愈时间 $\tau=dt$（t 表示天数），其中 $m=0,n=0.99,d=0.00379$

年 \ θ_2	1.01	1.1	1.2	1.4	1.6	2	5	10	15	20
5	15.85	17.48	17.95	18.39	18.65	18.95	20.05	21.05	23.03	24.68
40	15.66	17.29	17.76	18.19	18.42	18.71	19.65	20.82	22.05	23.42
80	15.65	17.28	17.74	18.17	18.41	18.69	19.63	20.78	22.00	23.35
120	15.64	17.28	17.74	18.17	18.40	18.69	19.62	20.77	21.98	23.32
190	15.64	17.275	17.74	18.17	18.40	18.69	19.61	20.76	21.97	23.31

表 3-12　治愈时间 $\tau=dt$（t 表示天数），其中 $m=0,n=0.99,d=0.045038$

年 \ θ_2	1.01	1.1	1.2	1.4	1.6	2	5	10	15	20
5	1.3338	1.4710	1.5105	1.5475	1.5694	1.5947	1.6872	1.8092	1.9380	2.0769
40	1.3178	1.4550	1.4945	1.5307	1.5501	1.5745	1.6536	1.7520	1.8555	1.9708
80	1.3170	1.4541	1.4928	1.5290	1.5492	1.5728	1.6519	1.7487	1.8513	1.9649
120	1.3161	1.4541	1.4928	1.5290	1.5484	1.5728	1.6510	1.7478	1.8496	1.9426
190	1.3161	1.4537	1.4928	1.5290	1.5484	1.5728	1.6502	1.7470	1.8488	1.9616

(4)表 3-9 和表 3-10 表明,对于 $R_0=1.01$ 和 $R_0=2$(未感染细胞为 50%～95%的患者,病毒降至小于 10^{-4} 负荷的时间为前者的 1.8409～2.0540 倍。这个结果表明病毒降至小于 10^{-4} 负荷所需的时间与宿主感染细胞的死亡速度参数和未感染细胞的死亡速度参数的比值 θ_2 几乎无关,与基本复制数(未感染细胞的数量的百分比)关系显著。

设肝细胞的半衰期为 180 天,则 $d=0.00379$,由表 3-3 换算出患者的实际治愈时间列于表 3-11。通过表 3-11 可以看出,患者治愈时间超过 15 年。另有报道说肝细胞的半衰期为 400 天[3],则 $d=0.045038$,由表 3-3 换算出患者的实际治愈时间列于表 3-12。从表 3-12 可以看出,肝细胞的寿命为 400 天时,在两年内可以治愈,这与实际情况是不太相符的,所以肝细胞的寿命确定是非常重要的,并且实际治愈时间与未感染细胞的死亡速度 d 成反比。

3.3　本章小结

自 Nowak、Zeuzem 等提出 HBV 感染动力学模型以来,已在 HBV、HIV 等流行病学中得到广泛的应用。但由于其基本复制数 R_0 与感染器官的细胞总数有关,这意味着宿主器官组织的未感染细胞总数越大,越容易感染病毒,这显然是不合理的[67]。文献[67]对模型的不合理进行了改进。本节对改进病毒感染模型进行了研究。

一方面,本节建立了标准发生率病毒感染模型(3-2)的平衡点的全局稳定性,当 $R_0<1$ 时,无病平衡点是全局稳定的;当 $R_0>1$ 时,持续带毒平衡点是全局稳定的。模拟了 Nowak 等提出的拉米夫定抗乙肝病毒临床数据,结果显示模型很好地模拟了临床数据。这些定理的意义是:被病毒感染的人群中存在两类无症状人群,第一类人群的 $R_0>1$,他们即使感染了少量病毒也会持续带毒;第二类人群的 $R_0\leqslant1$,他们即使感染了大量病毒也会自愈。

另一方面,由于这些模型中含有 6 个参数,在实际中很难对它们精确地测定,从而使它们的应用受到限制。我们将改进的病毒感染模型(3-2)进行无因次变换,得出一个只含有 3 个参数的更具一般意义的病

毒感染模型(3-8),数值模拟显示对于未感染细胞占 50％～ 95％和肝功能正常的患者:

(1)增加药物的抑制效率(用药剂量),并不能显著缩短完全治愈的时间。

(2)治疗药物对发生新感染细胞产生病毒的抑制效率 m 对疗效影响较小。

(3)药物的降病毒效应与宿主感染细胞的死亡速度参数和未感染细胞的死亡速度参数的比值 θ_2 关联较小,与未感染细胞的比值关联显著。

结果表明,对于大多数 CTL 阴性的病毒感染者来说,抗病毒治疗似乎需要终生进行。因此,理想的药物应当具有无毒性,不引起病毒变异,能控制病情。期望本节研究结果能够为抗病毒药品的研发、适应患者的确定、医疗起点和终点的选取等提供有价值的理论参考。

第4章 具有非线性免疫响应的乙肝病毒感染模型

4.1 第一类非线性免疫响应病毒感染模型

近年来,关于病毒感染数学模型的研究越来越受重视。一方面,关于病毒动力学的分析可以指导设计更有效的治疗方案以控制感染;另一方面,对数学模型的模拟结果也可以为病毒感染过程中出现的现象提供合理的解释。

在病毒感染过程中,宿主的免疫系统响应是非常重要的,它对于病毒的清除和疾病的控制是非常必要的。对于肝功能不正常的慢性乙肝患者,必须考虑免疫系统对病毒感染的效应。在免疫系统抗病毒感染过程中,细胞毒性 T 淋巴细胞(CTL)起着十分重要的作用。免疫系统的 CTL 响应机制有三种形式:常数、线性和非线性[66]。很多病毒感染数学模型也都考虑了免疫系统的 CTL 响应对病毒清除的作用。其中,大部分数学模型的免疫变量的动力学都是线性的。Nowak 等指出非线性的免疫变量的动力学可能更加合理,低水平的细胞感染不会激活免疫系统,只有病毒数量达到一定程度免疫系统才被激活。

本节建立一个具有非线性免疫响应项的病毒感染动力学模型,该模型的形式为:

$$\begin{cases} \dfrac{dx}{dt} = \lambda - dx - \dfrac{\beta vx}{x+y} \\[3mm] \dfrac{dy}{dt} = \dfrac{\beta vx}{x+y} - ay - \dfrac{k_1 ey}{x+y} \\[3mm] \dfrac{dv}{dt} = ky - uv \\[3mm] \dfrac{de}{dt} = k_2 ey - k_3 e \end{cases} \qquad (4\text{-}1)$$

其中，x 表示未感染的细胞个数；y 表示感染的细胞个数；v 表示游离病毒个数；e 表示免疫细胞；λ 表示未感染细胞的产生速率；dx 表示未感染细胞的死亡速率；β 表示未感染细胞被游离病毒感染的速率常数；$\dfrac{k_1 ey}{x+y}$ 表示免疫细胞对感染细胞的杀伤速率；ay 表示感染细胞的死亡速率；ky 表示感染细胞的病毒产生速率；uv 表示游离病毒死亡速率；$k_2 ey$ 表示免疫细胞的生长速率；$k_3 e$ 表示免疫细胞的死亡速率，这里 a，d，k，u，λ，k_1，k_2，k_3 均为正的常数。

4.1.1　平衡点及稳定性分析

对于系统(4-1)，病毒的基本复制数为 $R_0 = \dfrac{\beta k}{au}$。如果 $R_0 > 1$，系统(4-1)有三个平衡点：

$$Q_1 = \left(\frac{\lambda}{d}, 0, 0, 0 \right)$$

$$Q_2 = \left(\frac{\lambda}{d + a(R_0 - 1)}, \frac{\lambda(R_0 - 1)}{d + a(R_0 - 1)}, \frac{\lambda k(R_0 - 1)}{u[d + a(R_0 - 1)]}, 0 \right)$$

$$Q_3 = (x^*, y^*, v^*, e^*) = \left(x^*, \frac{k_3}{k_2}, \frac{kk_3}{uk_2}, e^* \right)$$

其中

$$x^* = \frac{-\left[\dfrac{k_3}{k_2} \left(d + \dfrac{\beta k}{u} \right) - \lambda \right] + \sqrt{\left(\dfrac{k_3}{k_2} \left(d + \dfrac{\beta k}{u} \right) + \lambda \right)^2 - 4 \dfrac{\lambda k_3 \beta k}{k_2 u}}}{2d}$$

$$e^* = \frac{a[k_2(R_0 - 1)x^* - k_3]}{k_1 k_2}$$

Q_1 为无病平衡点, Q_2 为免疫耗竭平衡点, Q_3 为持续带毒平衡点。当 $R_0 < 1$ 时, 由于平衡点 Q_2 第二项是负的, 所以此时 Q_2 在生物学意义上不存在。当 $R_0 > 1$ 时, 出现免疫耗竭平衡点 Q_2, 在此状态下, CTL 免疫响应没有被激活, 并且最终发生免疫耗竭现象。下面主要分析无病平衡点和免疫耗竭平衡点的稳定性。

定理 4.1　系统(4-1)的所有初始条件为正的解都是非负解, 并且有界。

证明:首先证明 $x(t), y(t), v(t)$ 都是非负的。假设不然, 则令 t_1 为第一个使得 $x(t) = 0$ 的时刻, 即 $x(t_1)$。由系统(4-1)的第一个方程可得 $x'(t_1) = \lambda > 0$, 这意味着存在任意小的正数 ε, 使得当 $t \in (t_1 - \varepsilon, t_1)$ 时, $x(t) < 0$。由于初值 $x(0) > 0$, 这与 t_1 为第一个使得 $x(t) = 0$ 的时刻矛盾, 所以 $x(t)$ 非负。同理可证 $y(t), v(t)$ 非负。因为 $e = 0$ 是系统(4-1)第四个方程的常数解, 由初值问题解的唯一性和连续依赖性可知 $e(t)$ 非负成立。

取

$$V_1(t) = x(t) + y(t)$$

沿着系统(4-1)的导数为

$$V_1'(t) = \lambda - \mathrm{d}x - ay - \frac{k_1 ey}{x+y}$$

$$\leqslant \lambda - \min(a, d) V_1(t)$$

即

$$V_1'(t) + \min(a, d) V_1(t) \leqslant \lambda$$

$$V_1(t) \leqslant \frac{\lambda}{\min(a, d)} + \left(V_1(0) - \frac{\lambda}{\min(a, d)} \right) e^{-ht}$$

所以 $V_1(t)$ 有界, 即存在 $M_1 > 0$ 使得 $x(t) < M_1, y(t) < M_1$。根据系统(4-1)的第三个方程可得 $v' \leqslant kM_1 - uv$, 所以 $v(t)$ 也有界。

构造

$$V_2(t) = x(t) + y(t) + \frac{k_1}{2k_2 M_1} e$$

同理可证 $e(t)$ 也有界。取其中最大值为 M, 则

$$x(t) < M, y(t) < M, v(t) < M, e(t) < M$$

证毕。

下面证明当 $R_0 < 1$ 时,系统(4-1)的无病平衡点 Q_1 是全局渐近稳定的。

定理 4.2 当 $R_0 < 1$ 时,无病平衡点 Q_1 是局部稳定的。

证明:系统(4-1)的雅克比矩阵为:

$$J = \begin{pmatrix} -d - \dfrac{\beta vy}{(x+y)^2} & \dfrac{\beta vx}{(x+y)^2} & -\dfrac{\beta x}{x+y} & 0 \\ \dfrac{\beta vy}{(x+y)^2} + \dfrac{k_1 ey}{(x+y)^2} & -\dfrac{\beta vx}{(x+y)^2} - a - \dfrac{k_1 ex}{(x+y)^2} & \dfrac{\beta x}{x+y} & -\dfrac{k_1 y}{x+y} \\ 0 & k & -u & 0 \\ 0 & k_2 e & 0 & k_2 y - k_3 \end{pmatrix}$$

$$(4\text{-}2)$$

J 在 Q_1 处的雅克比矩阵为

$$J(Q_1) = \begin{pmatrix} -d & 0 & -\beta & 0 \\ 0 & -a & \beta & 0 \\ 0 & k & -u & 0 \\ 0 & 0 & 0 & -k_3 \end{pmatrix}$$

对应的特征多项式为

$$f_{Q_1}(T) = (T+d)(T+k_3)[T^2 + (a+u)T + au - k\beta]$$

显然,矩阵 $J(Q_1)$ 有两个特征值 $T_1 = -d < 0$, $T_2 = -k_3 < 0$。当 $R_0 < 1$ 时,即 $au - k\beta > 0$,另外两个特征值也都小于 0,所以 Q_1 是局部稳定的。证毕。

定理 4.3 当 $R_0 < 1$ 时,无病平衡点 Q_1 是全局渐近稳定的。

证明:取

$$V(t) = y + \frac{a}{k} v$$

$$V'(t) = \dot{y} + \frac{a}{k} \dot{v} = \frac{\beta vx}{x+y} - ay - \frac{k_1 ey}{x+y} + ay - \frac{au}{k} v$$

$$\leqslant \frac{\beta vx}{x+y} - \frac{au}{k} v \leqslant \left(\beta - \frac{au}{k} \right) v$$

当 $R_0 < 1$ 时,

$$\left(\beta - \frac{au}{k} \right) v \leqslant 0$$

显然

$$E\{(x,y,v,e)\,|\,V'(t)\,|_{(4\text{-}1)}=0\}=\{(x,y,0,e)\,|_{(4\text{-}1)}\}$$

由 LaSalle 不变性原理可得，$\lim\limits_{t\to\infty}v(t)=0$。故系统(4-1)的极限方程为

$$\begin{cases} \dfrac{\mathrm{d}x}{\mathrm{d}t}=\lambda-\mathrm{d}x \\[2mm] \dfrac{\mathrm{d}y}{\mathrm{d}t}=-ay-\dfrac{k_1 ey}{x+y} \\[2mm] \dfrac{\mathrm{d}e}{\mathrm{d}t}=k_2 ey-k_3 e \end{cases} \tag{4-3}$$

在极限方程(4-3)中，易证平衡点 $\left(\dfrac{\lambda}{d},0,0\right)$ 是全局渐近稳定的。所以 $Q_1=\left(\dfrac{\lambda}{d},0,0,0\right)$ 是全局吸引的。结合 Q_1 的局部稳定性可知，当 $R_0<1$ 时，Q_1 全局渐近稳定。证毕。

定理 4.4　当 $R_0>1$ 时，免疫耗竭平衡点 Q_2 是局部渐近稳定的，如果下列条件之一成立：

(1) $\dfrac{\lambda}{a}<\dfrac{k_3}{k_2}$；

(2) $1<R_0<\dfrac{k_3 d}{k_2\lambda-k_3 a}+1$。

证明：当 $R_0>1$ 时，将平衡点 Q_2 代入式(4-2)，得到的雅克比矩阵为

$$J(Q_2)=\begin{pmatrix} -d-\dfrac{\beta k}{u}\left(1-\dfrac{1}{R_0}\right)^2 & \dfrac{\beta k}{u}\dfrac{R_0-1}{R_0^2} & -\dfrac{\beta}{R_0} & 0 \\[3mm] \dfrac{\beta k}{u}\left(1-\dfrac{1}{R_0}\right)^2 & -\dfrac{\beta k}{u}\dfrac{R_0-1}{R_0^2}-a & \dfrac{\beta}{R_0} & -k_1\left(1-\dfrac{1}{R_0}\right) \\[3mm] 0 & k & -u & 0 \\[3mm] 0 & 0 & 0 & \dfrac{k_2\lambda(R_0-1)}{d+a(R_0-1)}-k_3 \end{pmatrix}$$

对应的特征多项式为

$$\left(T-\dfrac{k_2\lambda(R_0-1)}{d+a(R_0-1)}+k_3\right)(T^3+AT^2+BT+C)=0 \tag{4-4}$$

其中：

$$A=u+d+aR_0$$

$$B=ad+ud+au(R_0-1)+a^2\left(R_0+\dfrac{1}{R_0}-2\right)+ad\left(1-\dfrac{1}{R_0}\right)$$

$$C = aud\left(1 - \frac{1}{R_0}\right) + a^2 u\left(1 - \frac{1}{R_0}\right)(R_0 - 1)$$

$$= aud\left(1 - \frac{1}{R_0}\right) + a^2 u\left(R_0 + \frac{1}{R_0} - 2\right)$$

当 $R_0 > 1$ 时，$A, B, C > 0$ 且 $AB > C$，所以 $(T^3 + AT^2 + BT + C) = 0$ 有三个负根。

特征多项式(4-4)有一个根为：$T_1 = \dfrac{k_2\lambda(R_0 - 1)}{d + a(R_0 - 1)} - k_3$。

(1) 当 $\dfrac{\lambda}{a} < \dfrac{k_3}{k_2}$ 时，$T_1 = \dfrac{k_2\lambda(R_0 - 1)}{d + a(R_0 - 1)} - k_3 < 0$ 时，有 $R_0 > \dfrac{k_3 d}{k_2\lambda - k_3 a} + 1$。

(2) 当 $\dfrac{\lambda}{a} > \dfrac{k_3}{k_2}$ 时，$T_1 = \dfrac{k_2\lambda(R_0 - 1)}{d + a(R_0 - 1)} - k_3 < 0$ 时，有 $1 < R_0 <$

$\dfrac{k_3 d}{k_2\lambda - k_3 a} + 1$。

综上所述，当 $R_0 > 1$ 时，如果下列条件之一成立：

$$\frac{\lambda}{a} < \frac{k_3}{k_2} \text{ 或 } 1 < R_0 < \frac{k_3 d}{k_2\lambda - k_3 a} + 1$$

则免疫耗竭平衡点 Q_2 是局部渐近稳定的。证毕。

定理 4.5 当 $R_0 > 1$ 且 $\dfrac{\lambda}{\min(a, d)} < \dfrac{k_3}{k_2}$ 时，平衡点 Q_2 是全局渐近稳定的。

证明：取

$$V_1(t) = x(t) + y(t)$$

沿着系统(4-1)的导数为

$$V_1'(t) = \lambda - dx - ay - \frac{k_1 ey}{x + y}$$

$$\leqslant \lambda - \min(a, d) V_1(t)$$

即

$$V_1'(t) + \min(a, d) V_1(t) \leqslant \lambda$$

$$V_1(t) \leqslant \frac{\lambda}{\min(a, d)} + \left(V_1(0) - \frac{\lambda}{\min(a, d)}\right) e^{-ht}$$

则

$$\lim_{t \to +\infty} V_1(t) \leqslant \frac{\lambda}{\min(a, d)}$$

所以

$$\lim_{t \to +\infty} y(t) \leqslant \frac{\lambda}{\min(a,d)}$$

则存在 $t_0 > 0$,当 $t > t_0$ 时,$y(t) \leqslant \dfrac{\lambda}{\min(a,d)}$。

当 $t > t_0$,$R_0 > 1$ 且 $\dfrac{\lambda}{\min(a,d)} < \dfrac{k_3}{k_2}$ 时,由系统(4-1)的第四个方程可知

$$\frac{de}{dt} = (k_2 y - k_3)e < 0$$

所以 $\lim\limits_{t \to +\infty} e(t) = 0$。故系统(4-1)的极限方程为

$$\begin{cases} \dfrac{dx}{dt} = \lambda - dx - \dfrac{\beta v x}{x+y} \\[2mm] \dfrac{dy}{dt} = \dfrac{\beta v x}{x+y} - ay \\[2mm] \dfrac{dv}{dt} = ky - uv \end{cases} \tag{4-5}$$

在极限方程(4-5)中,当 $R_0 > 1$ 时,由定理 4.5 可知,平衡点 $\left(\dfrac{\lambda}{d+a(R_0-1)} , \right.$

$\dfrac{\lambda(R_0-1)}{d+a(R_0-1)} , \left. \dfrac{\lambda k(R_0-1)}{u[d+a(R_0-1)]} \right)$ 是全局渐近稳定的。结合 Q_2 的局部稳

定性可知,当 $R_0 > 1$ 且 $\dfrac{\lambda}{\min(a,d)} < \dfrac{k_3}{k_2}$ 时,平衡点 Q_2 是全局稳定的。

4.1.2 数值模拟

为了模拟系统(4-1)的动力学,取定系统的参数为:

$\lambda = 200, a = 0.1, k_1 = 1, k_2 = 0.01, k_3 = 0.2, d = 0.1, k = 50, u = 5$。

初始条件取为(1900,10,10,1)。注意到病毒的基本复制率为 $R_0 = \dfrac{\beta k}{au}$,为了观察系统(4-1)的动力学,取 β 为可变参数,模拟系统(4-1)随着 β 的变化而出现的动力学行为。

取 $\beta = 9.9 \times 10^{-3}$,此时 $R_0 = 0.99 < 1$。图 4-1 为系统(4-1)各个变

量的动力学曲线。数值模拟证实了定理 4.3 的结论,即当 $R_0 < 1$ 时,病毒最终被清除,无病平衡点 Q_1 是全局渐近稳定的。

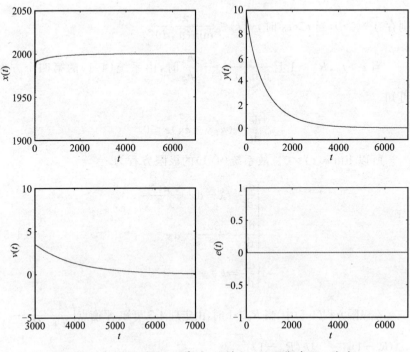

图 4-1　当 $\beta = 9.9 \times 10^{-3}$ 时,系统(4-1)平衡点 Q_1 稳定

当 $\beta = 1.01 \times 10^{-2}$ 时,此时 $1 < R_0 = 1.01 < \dfrac{k_3 d}{k_2 \lambda - k_3 a} + 1 = 1.0101$,因此定理 4.4 中的条件(2)成立。数值模拟结果如图 4-2 所示。数值模拟证实了当 $1 < R_0 < \dfrac{k_3 d}{k_2 \lambda - k_3 a}$ 时,CTL 免疫响应没有被激活,免疫耗竭平衡点 Q_2 是稳定的。

当 $\beta = 1.01 \times 10^{-2}$ 时,此时 $R_0 = 1.01 > 1$。取定系统的参数为:$\lambda = 200$, $a = 0.1, k_1 = 1, k_2 = 0.01, k_3 = 30, d = 0.1, k = 50, u = 5$。则 $\dfrac{\lambda}{a} = 2000, \dfrac{k_3}{k_2} = 3000, \dfrac{\lambda}{a} < \dfrac{k_3}{k_2}$,因此定理 4.4 中的条件(1)成立。数值模拟结果如图 4-3 所示。数值模拟证实了当 $\dfrac{\lambda}{a} < \dfrac{k_3}{k_2}$ 时,CTL 免疫响应没有被激活,免疫耗竭平

衡点 Q_2 是稳定的。

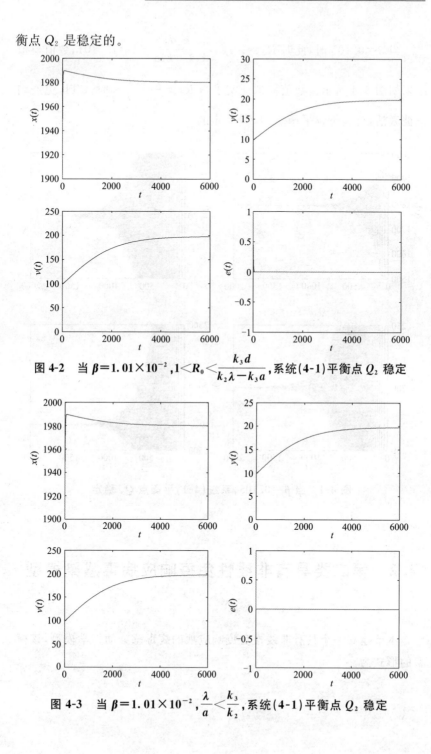

图 4-2　当 $\beta = 1.01 \times 10^{-2}$，$1 < R_0 < \dfrac{k_3 d}{k_2 \lambda - k_3 a}$，系统(4-1)平衡点 Q_2 稳定

图 4-3　当 $\beta = 1.01 \times 10^{-2}$，$\dfrac{\lambda}{a} < \dfrac{k_3}{k_2}$，系统(4-1)平衡点 Q_2 稳定

当 $\beta=0.105$ 时，此时 $R_0=10.5>\dfrac{k_3 d}{k_2\lambda-k_3 a}+1=1.0101$，数值模拟结果如图 4-4 所示。数值模拟证实了当 $R_0>\dfrac{k_3 d}{k_2\lambda-k_3 a}$ 时，CTL 免疫响应被激活，持续带毒平衡点 Q_3 是稳定的。

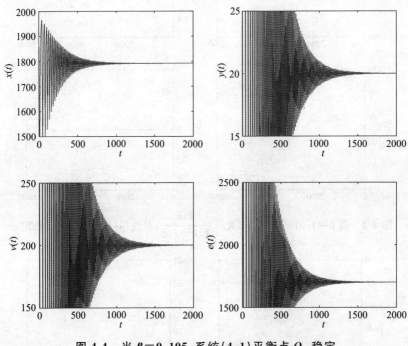

图 4-4　当 $\beta=0.105$，系统(4-1)平衡点 Q_3 稳定

4.2　第二类具有非线性免疫响应病毒感染模型

本节建立一个具有非线性免疫响应项的病毒感染动力学模型，该模型的形式为

$$\begin{cases} \dfrac{\mathrm{d}x}{\mathrm{d}t} = \lambda - \mathrm{d}x - \dfrac{\beta v x}{x+y} \\[2mm] \dfrac{\mathrm{d}y}{\mathrm{d}t} = \dfrac{\beta v x}{x+y} - ay - \dfrac{k_1 e y}{x+y} \\[2mm] \dfrac{\mathrm{d}v}{\mathrm{d}t} = ky - uv \\[2mm] \dfrac{\mathrm{d}e}{\mathrm{d}t} = k_2 \dfrac{ey}{x+y} - k_3 e \end{cases} \tag{4-6}$$

其中，x 表示未感染的细胞个数；y 表示感染的细胞个数；v 表示游离病毒个数；e 表示免疫细胞；λ 表示未感染细胞的产生速率；$\mathrm{d}x$ 表示未感染细胞的死亡速率；β 表示未感染细胞被游离病毒感染的速率常数；$\dfrac{k_1 e y}{x+y}$ 表示免疫细胞对感染细胞的杀伤速率；ay 表示感染细胞的死亡速率；ky 表示感染细胞的病毒产生速率；uv 表示游离病毒死亡速率；$k_2 \dfrac{ey}{x+y}$ 表示免疫细胞的生长速率；$k_3 e$ 表示免疫细胞的死亡速率，这里 $a,d,k,u,\lambda,k_1,k_2,k_3$ 均为正的常数。

4.2.1　平衡点及稳定性分析

对于系统(4-6)，病毒的基本复制数为 $R_0 = \dfrac{\beta k}{au}$。如果 $R_0 > 1$，系统(4-6)有三个平衡点：

$$Q_1 = \left(\frac{\lambda}{d}, 0, 0, 0 \right)$$

$$Q_2 = \left(\frac{\lambda}{d+a(R_0-1)}, \frac{\lambda(R_0-1)}{d+a(R_0-1)}, \frac{\lambda k(R_0-1)}{u[d+a(R_0-1)]}, 0 \right)$$

$$Q_3 = (x^*, y^*, v^*, e^*) = \left(x^*, y^*, \frac{k}{u} y^*, e^* \right)$$

其中

$$x^* = \left(\frac{k_2}{k_3} - 1 \right) y^*, \quad e^* = \frac{a k_2 \left[R_0 \left(1 - \dfrac{k_3}{k_2} \right) - 1 \right]}{k_1 k_3} y^*$$

Q_1 为无病平衡点，Q_2 为免疫耗竭平衡点，Q_3 为持续带毒平衡点。当

$R_0<1$ 时,由于平衡点 Q_2 第二项是负的,所以此时 Q_2 在生物学意义上不存在。当 $R_0>1$ 时,出现免疫耗竭平衡点 $Q_2=\left(\dfrac{\lambda}{d+a(R_0-1)},\right.$ $\left.\dfrac{\lambda(R_0-1)}{d+a(R_0-1)},\dfrac{\lambda k(R_0-1)}{u[d+a(R_0-1)]},0\right)$。在此状态下,CTL 免疫响应没有被激活,并且最终发生免疫耗竭现象。

定理 4.6 系统(4-6)的所有初始条件为正的解都是非负解,并且有界。

证明:首先证明 $x(t),y(t),v(t)$ 都是非负的。假设不然,则令 t_1 为第一个使得 $x(t)=0$ 的时刻,即 $x(t_1)=0$。由系统(4-6)的第一个方程可得 $x'(t_1)=\lambda>0$,这意味着存在任意小的正数 ε,使得当 $t\in(t_1-\varepsilon,t_1)$ 时,$x(t)<0$。由于初值 $x(0)>0$,这与 t_1 为第一个使得 $x(t)=0$ 的时刻矛盾,所以 $x(t)$ 非负。同理可证 $y(t),v(t)$ 非负。因为 $e=0$ 是系统(4-1)第四个方程的常数解,由初值问题解的唯一性和连续依赖性可知 $e(t)$ 非负成立。

取

$$V_1(t)=x(t)+y(t)$$

沿着系统(4-6)的导数为

$$V_1'(t)=\lambda-\mathrm{d}x-ay-\frac{k_1ey}{x+y}$$
$$\leqslant\lambda-\min(a,d)V_1(t)$$

即

$$V_1'(t)+\min(a,d)V_1(t)\leqslant\lambda$$

$$V_1(t)\leqslant\frac{\lambda}{\min(a,d)}+\left(V_1(0)-\frac{\lambda}{\min(a,d)}\right)e^{-ht}$$

所以 $V_1(t)$ 有界,即存在 $M_1>0$ 使得 $x(t)<M_1,y(t)<M_1$。根据系统(4-6)的第三个方程可得 $v'\leqslant kM_1-uv$,所以 $v(t)$ 也有界。

构造

$$V_2(t)=x(t)+y(t)+\frac{k_1}{2k_2M_1}e$$

同理可证 $e(t)$ 也有界。取其中最大值为 M,则

$$x(t)<M,y(t)<M,v(t)<M,e(t)<M$$

证毕。

下面证明当 $R_0 < 1$ 时，系统(4-6)的无病平衡点 Q_1 是全局渐近稳定的。

定理 4.7　当 $R_0 < 1$ 时，无病平衡点 Q_1 是局部稳定的。

证明：系统(4-6)的雅克比矩阵为

$$J = \begin{pmatrix} -d - \dfrac{\beta vy}{(x+y)^2} & \dfrac{\beta vx}{(x+y)^2} & -\dfrac{\beta x}{x+y} & 0 \\[3mm] \dfrac{\beta vy}{(x+y)^2} + \dfrac{k_1 ey}{(x+y)^2} & -\dfrac{\beta vx}{(x+y)^2} - a - \dfrac{k_1 ex}{(x+y)^2} & \dfrac{\beta x}{x+y} & -\dfrac{k_1 y}{x+y} \\[3mm] 0 & k & -u & 0 \\[3mm] -\dfrac{k_2 ey}{(x+y)^2} & \dfrac{k_2 ex}{(x+y)^2} & 0 & \dfrac{k_2 y}{x+y} - k_3 \end{pmatrix}$$

$$\tag{4-7}$$

J 在 Q_1 处的雅克比矩阵为

$$J(Q_1) = \begin{pmatrix} -d & 0 & -\beta & 0 \\ 0 & -a & \beta & 0 \\ 0 & k & -u & 0 \\ 0 & 0 & 0 & -k_3 \end{pmatrix} \tag{4-8}$$

式(4-8)对应的特征多项式为：

$$f_{Q_1}(T) = (T+d)(T+k_3)[T^2 + (a+u)T + au - k\beta]$$

显然，矩阵 $J(Q_1)$ 有两个特征值 $T_1 = -d < 0$，$T_2 = -k_3 < 0$。当 $R_0 = \dfrac{\beta k}{au} < 1$ 时，即 $au - k\beta > 0$，另外两个特征值也都小于 0。所以当 $R_0 < 1$ 时，Q_1 是局部稳定的。证毕。

定理 4.8　当 $R_0 < 1$ 时，无病平衡点 Q_1 是全局渐近稳定的。

证明：取

$$V(t) = y + \frac{a}{k} v$$

$$V'(t) = \dot{y} + \frac{a}{k} \dot{v} = \frac{\beta vx}{x+y} - ay - \frac{k_1 ey}{x+y} + ay - \frac{au}{k} v$$

$$\leqslant \frac{\beta vx}{x+y} - \frac{au}{k} v \leqslant \left(\beta - \frac{au}{k} \right) v$$

当 $R_0 < 1$ 时，

$$\left(\beta - \frac{au}{k} \right) v \leqslant 0$$

显然

$$E\{(x,y,v,e)\,|\,V'(t)\,|_{(4\text{-}6)}=0\}=\{(x,y,0,e)\,|_{(4\text{-}6)}\}$$

由 LaSalle 不变性原理可得，

$$\lim_{t\to\infty}v(t)=0$$

故系统(4-6)的极限方程为

$$\begin{cases} \dfrac{\mathrm{d}x}{\mathrm{d}t}=\lambda-dx \\[2mm] \dfrac{\mathrm{d}y}{\mathrm{d}t}=-ay-\dfrac{k_1 ey}{x+y} \\[2mm] \dfrac{\mathrm{d}e}{\mathrm{d}t}=k_2 ey-k_3 e \end{cases} \qquad (4\text{-}9)$$

在极限方程(4-9)中，易证平衡点 $\left(\dfrac{\lambda}{d},0,0\right)$ 是全局渐近稳定的，所以 $Q_1=\left(\dfrac{\lambda}{d},0,0,0\right)$ 是全局吸引的。结合 Q_1 的局部稳定性可知，当 $R_0<1$ 时，Q_1 全局渐近稳定。

定理 4.9 当 $R_0>1$ 时，免疫耗竭平衡点 Q_2 是局部渐近稳定的，如果下列条件之一成立：

(1) $k_2<k_3$；

(2) $1<R_0<\dfrac{k_2}{k_2-k_3}$。

证明：式(4-7)在 Q_2 处的雅克比矩阵为

$$J(Q_2)=\begin{pmatrix} -d-\dfrac{\beta k}{u}\left(1-\dfrac{1}{R_0}\right)^2 & \dfrac{\beta k}{u}\dfrac{R_0-1}{R_0^2} & -\dfrac{\beta}{R_0} & 0 \\[3mm] \dfrac{\beta k}{u}\left(1-\dfrac{1}{R_0}\right)^2 & -\dfrac{\beta k}{u}\dfrac{R_0-1}{R_0^2}-a & \dfrac{\beta}{R_0} & -k_1\left(1-\dfrac{1}{R_0}\right) \\[3mm] 0 & k & -u & 0 \\[3mm] 0 & 0 & 0 & k_2\left(1-\dfrac{1}{R_0}\right)-k_3 \end{pmatrix}$$

$$(4\text{-}10)$$

式(4-10)对应的特征多项式为

$$\left[T-k_2\left(1-\dfrac{1}{R_0}\right)+k_3\right](T^3+AT^2+BT+C)=0 \qquad (4\text{-}11)$$

其中

$$A = u + d + aR_0$$

$$B = ad + ud + au(R_0 - 1) + a^2\left(R_0 + \frac{1}{R_0} - 2\right) + ad\left(1 - \frac{1}{R_0}\right)$$

$$C = aud\left(1 - \frac{1}{R_0}\right) + a^2 u\left(1 - \frac{1}{R_0}\right)(R_0 - 1)$$

$$= aud\left(1 - \frac{1}{R_0}\right) + a^2 u\left(R_0 + \frac{1}{R_0} - 2\right)$$

当 $R_0 > 1$ 时，$A, B, C > 0$ 且 $AB > C$，所以 $(T^3 + AT^2 + BT + C) = 0$ 有三个负根。

特征多项式(4-11)有一个根为：$T_1 = k_2\left(1 - \frac{1}{R_0}\right) - k_3$。

(1)当 $k_2 < k_3$ 时，$T_1 = k_2\left(1 - \frac{1}{R_0}\right) - k_3 < 0$ 时，$R_0 > \dfrac{k_2}{k_2 - k_3}$。

(2)当 $k_2 > k_3$ 时，$T_1 = k_2\left(1 - \frac{1}{R_0}\right) - k_3 < 0$ 时，$1 < R_0 < \dfrac{k_2}{k_2 - k_3}$。

综上所述，当 $R_0 > 1$ 时，如果下列条件之一成立：

$$k_2 < k_3 \text{ 或 } 1 < R_0 < \frac{k_2}{k_2 - k_3}$$

则免疫耗竭平衡点 Q_2 是局部渐近稳定的。证毕。

定理 4.10　当 $R_0 > 1$ 且 $k_2 < k_3$ 时，平衡点 Q_2 是全局稳定的。

证明： 当 $k_2 < k_3$ 时，由系统(4-6)的第四个方程可知

$$\frac{\mathrm{d}e}{\mathrm{d}t} = \left(k_2 \frac{y}{x + y} - k_3\right)e < 0$$

所以

$$\lim_{t \to +\infty} e(t) = 0$$

故系统(4-6)的极限方程为

$$\begin{cases} \dfrac{\mathrm{d}x}{\mathrm{d}t} = \lambda - dx - \dfrac{\beta v x}{x + y} \\[2mm] \dfrac{\mathrm{d}y}{\mathrm{d}t} = \dfrac{\beta v x}{x + y} - ay \\[2mm] \dfrac{\mathrm{d}v}{\mathrm{d}t} = ky - uv \end{cases} \tag{4-12}$$

在极限方程(4-12)中，当 $R_0 > 1$ 时，由定理 4.5 可知平衡点 $\left(\dfrac{\lambda}{d + a(R_0 - 1)},\right.$

$$\frac{\lambda(R_0-1)}{d+a(R_0-1)}, \frac{\lambda k(R_0-1)}{u[d+a(R_0-1)]}\Big)$$ 是全局渐近稳定的。结合 Q_2 的局部稳定性可知,当 $R_0>1$ 且 $k_2<k_3$ 时,平衡点 Q_2 是全局渐近稳定的。

4.2.2 数值模拟

为了模拟系统(4-6)的动力学,取定系统的参数为:$\lambda=200, a=0.1, k_1=1, k_2=0.2, k_3=0.01, d=0.1, k=50, u=5$。

初始条件取为(1900,10,10,1)。注意到病毒的基本复制率为 $R_0=\frac{\beta k}{au}$,为了观察系统(4-6)的动力学,取 β 为可变参数,模拟系统(4-6)随着 β 的变化而出现的动力学行为。

取 $\beta=9.9\times10^{-3}$,此时 $R_0=0.99<1$。图 4-5 为系统(4-6)各个变量的动力学曲线。数值模拟证实了定理 4.7 的结论,即当 $R_0<1$ 时,病毒最终被清除,无病平衡点 Q_1 是稳定的。

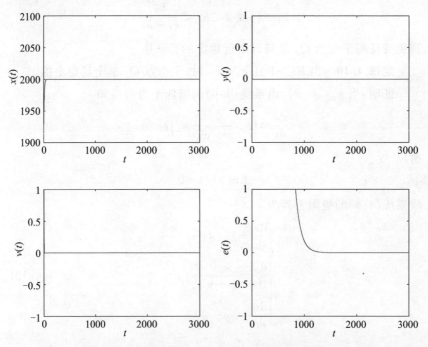

图 4-5 当 $\beta=9.9\times10^{-3}, R_0<1$ 时,系统(4-6)平衡点 Q_1 稳定

当 $\beta=1.01\times10^{-2}$ 时，此时 $1<R_0=1.01<\dfrac{k_2}{k_2-k_3}+1=1.0526$，因此定理 4.9 中的条件(2)成立。数值模拟结果如图 4-6 所示。数值模拟证实了当 $1<R_0<\dfrac{k_2}{k_2-k_3}$ 时，CTL 免疫响应没有被激活，免疫耗竭平衡点 Q_2 是稳定的。

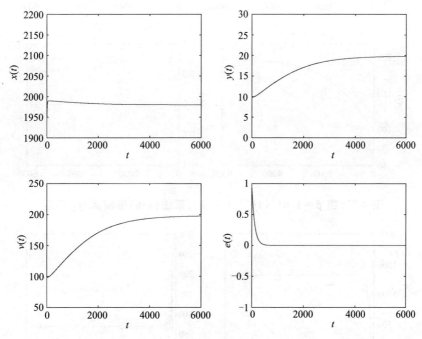

图 4-6　当 $\boldsymbol{\beta}=\mathbf{1.01\times10^{-2}}$，系统(4-6)平衡点 Q_2 稳定

当 $\beta=1.01\times10^{-2}$ 时，此时 $R_0=1.01>1$。取定系统的参数为：$\lambda=200, a=0.1, k_1=1, k_2=0.2, k_3=0.01, d=0.1, k=50, u=5$。则 $k_2<k_3$，因此定理 4.9 中的条件成立。数值模拟结果如图 4-7 所示。数值模拟证实了当 $k_2<k_3$ 时，CTL 免疫响应没有被激活，免疫耗竭平衡点 Q_2 是稳定的。

当 $\beta=0.105$ 时，此时 $R_0=10.5>\dfrac{k_2}{k_2-k_3}+1=1.0526$，数值模拟结果如图 4-8 所示。数值模拟证实了当 $R_0>\dfrac{k_2}{k_2-k_3}$ 时，CTL 免疫响应被激活，免疫耗竭平衡点 Q_3 是稳定的。

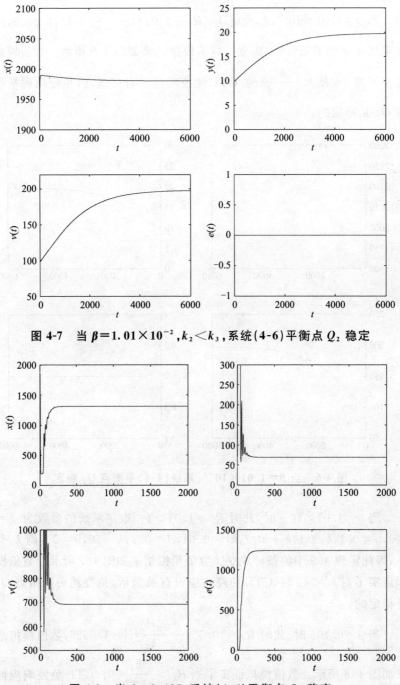

图 4-7　当 $\beta = 1.01 \times 10^{-2}$,$k_2 < k_3$,系统(4-6)平衡点 Q_2 稳定

图 4-8　当 $\beta = 0.105$,系统(4-6)平衡点 Q_3 稳定

4.3　本章小结

考虑了免疫系统的 CTL 响应对病毒清除的作用,建立了两类不同的免疫响应模型,得到模型有三类平衡点:Q_1 为无病平衡点,Q_2 为免疫耗竭平衡点,Q_3 为持续带毒平衡点。当 $R_0 < 1$ 时,由于平衡点 Q_2 第二项是负的,所以此时 Q_2 在生物学意义上不存在。当 $R_0 > 1$ 时,出现免疫耗竭平衡点 Q_2 及持续带毒平衡点 Q_3。在 Q_2 状态下,CTL 免疫响应没有被激活,并且最终发生免疫耗竭现象。在 Q_3 状态下,CTL 免疫响应被激活。

通过动力学理论分析,得到了无病平衡点 Q_1 和免疫耗竭平衡点 Q_2 的全局稳定性。另外,通过数值模拟得到了持续带毒平衡点 Q_3 是稳定的。

该理论的实际意义表示,乙肝患者分为三类人群:第一类人群即使感染大量病毒也会自愈;第二类为无症状人群,免疫响应没有激活,但极易被感染且持续带毒;第三类为有症状人群,极易被感染且持续带毒。

第 5 章　具有线性免疫响应的
病毒感染模型

在病毒感染过程中,宿主的免疫系统响应是非常重要的,它对于病毒的清除和疾病的控制是非常必要的。对于肝功能异常的慢性乙肝患者,必须考虑免疫系统对病毒感染过程的效应。对慢性 HBV 患者的治疗措施:抑制病毒增殖、增强免疫反应,或者二者兼顾[98]。

HBV 本身无细胞致病性,发病机理主要为细胞免疫介导的肝损伤。HBV 进入肝细胞后,在其中复制繁殖,然后从肝细胞中释放,并不引起肝细胞的损害,但在肝细胞膜表面形成特异性的病毒抗原。从感染肝细胞释放的病毒进入血液循环后,可刺激免疫系统(T 淋巴细胞和 B 淋巴细胞),产生致敏淋巴细胞(细胞免疫)和特异性抗体(体液免疫)。进入血液循环的病毒被具有免疫活性的 T 淋巴细胞识别,后者致敏增生。此种致敏淋巴细胞与肝细胞膜表面上的病毒抗原相结合,使致敏淋巴细胞释放出各种体液因子,如淋巴毒素、细胞毒因子、趋化因子、移动抑制因子、转移因子等,结果将病毒杀灭,肝细胞亦遭受损害,引起坏死和炎症反应[99]。

5.1　病毒感染模型

5.1.1　免疫应答与抗原提呈

免疫细胞,主要包括造血干细胞、淋巴细胞、抗原呈递细胞(树突细胞、单核吞噬细胞)及其他免疫细胞(粒细胞、肥大细胞和红细胞等)[100]，泛指所有参加免疫应答或与免疫应答有关的细胞及其前体细胞。淋巴细胞是构成免疫系统的主要细胞类别，其中，T 细胞和 B 细胞是主要的两大群体。这些淋巴细胞在免疫应答过程中相互协作、相互制约，共同完成对抗原物质的识别、应答和清除，从而维持机体内环境的稳定。当外来的抗原进入人体时，宿主会生成一种特殊的抗体分子附在它上面。

免疫细胞，被称为"巨噬细胞"，承担着清除附在抗体上的物质的任务。异物可以是病毒、异型血细胞、移植器官等，它们都称作抗原。免疫应答是指抗原特异性淋巴细胞识别抗原后活化、增殖、分化(或被诱导凋亡，或使之呈无能状态)以及产生效应的全过程。T 细胞是人体免疫系统的重要成员，产生于胸腺中。CD8 阳性 T 细胞是杀手细胞，而 CD4 阳性 T 细胞是帮助细胞。免疫系统必须能分辨"自我"和"非我"。CD8$^+$细胞能够识别和清除被病毒感染的细胞。而 CD4$^+$细胞本身并不杀感染细胞，也不清除病毒，但是能帮助 B 细胞和 CD8$^+$细胞形成有效的免疫应答[19]。免疫应答的启动者是抗原，其本质是机体识别"自己"与"非己"，排除"非己"抗原，维持机体内环境稳定的保护性反应。但在某些情况下，免疫应答的结果可表现为组织损伤或功能障碍，甚至引起疾病，如超敏反应性疾病、自身免疫病等。从参与免疫应答的组分来看，可分为T 细胞介导的细胞免疫应答和 B 细胞介导的体液免疫应答。从抗原的情况看，则有对胸腺非依赖抗原和胸腺依赖抗原的应答。从免疫应答的过程看，可分为感应阶段、增殖分化阶段和效应阶段[101]。

抗原呈递细胞(antigen presenting cell，APC)是指能摄取、加工处理抗原，并将抗原信息呈递给淋巴细胞的一类免疫细胞。它的存在对于抗原，特别是一些胸腺依赖性抗原在诱发免疫应答过程中是必需的，起到辅助免疫应答形成的作用，故亦称为辅佐细胞[102]。

免疫应答是一个非常复杂的过程。Fishman 和 Perelson[101] 提出了描述 T 细胞和抗原提呈细胞相互作用的数学模型：

$$\begin{cases} \dfrac{\mathrm{d}x}{\mathrm{d}t}=\alpha+(x^*-x)-\beta(s_0x-s_1)-\dfrac{(s_1-x^*)}{\mu-1} \\[3mm] \varepsilon\,\dfrac{\mathrm{d}}{\mathrm{d}t}=\gamma(s_1-x^*) \\[3mm] \dfrac{\mathrm{d}g}{\mathrm{d}t}=\pi(\theta-x^*)g \\[3mm] \varepsilon\,\dfrac{\mathrm{d}s_0}{\mathrm{d}t}=\varepsilon\sigma(g-s_0)-(s_0x-s_1) \\[3mm] \varepsilon\,\dfrac{\mathrm{d}s_1}{\mathrm{d}t}=(s_0x-s_1)-\varepsilon\sigma s_1 \end{cases} \tag{5-1}$$

其中,x,x^*,g,s_0,s_1 分别表示静息的辅助性 T 细胞 T_{H1}、激活的辅助性 T 细胞 T_{H1}^*、抗原、APC 中未与 T_{H1} 细胞结合的空位位点的总数以及 APC 中已与 T_{H1} 细胞结合的位点的总数,其他参数为正的常数。

自 1996 年以来,有关学者已经提出了一些抗 HBV 感染治疗动力学模型。然而人类 HBV 感染的复杂特性使得理论研究者很难确定 HBV 感染、免疫响应和肝病进展的动力学特性。Nowak 等人提出一个用来描述肝炎病毒在体内的复制感染过程的数学模型(3-1)。该病毒感染模型已被广泛用来研究乙肝病毒(HBV)感染和艾滋病毒(HIV)感染机制。该模型有两个平衡点,分别代表宿主体内感染病毒的清除和持续带毒状态。平衡点渐近稳定性的判定条件可由基本病毒复制数 $R_0=\lambda\beta k/adu>0$ 得出。

文献[67]中指出:R_0 与参数 d/λ 成正比,而该值代表肝细胞的总数量,由此得出一个人的肝脏越大,则越容易被 HBV 感染的悖论。提出了一个改进具有标准发生率的乙肝病毒(HBV)感染动力学模型。该模型的 $R_0=\beta k/au$ 与肝细胞数量无关,并证明了当 $R_0<1$ 时,病毒清除平衡点 Q_1 是大范围稳定的;当 $R_0>1$ 时,持续带毒平衡点 Q_2 是大范围稳定的。该方程可用来描述受病毒感染后无症状(无免疫反应)的群体。有关 Q_1,Q_2 渐近稳定性定理为全世界有 20 亿人感染过乙肝病毒,但大部分可以自愈,只有少部分慢性感染的现实状况提供了部分理论解释。然而,在现实中更受关注的是受病毒感染后有症状(有免疫反应)的群体。本节基于该模型(3-2)提出了带免疫项的抗 HBV 感染治疗动力学模型,研究其稳定性,基于慢性乙型肝炎患者的临床试验数据进行数值模拟、长期疗效预测。

5.1.2　模型

具有免疫响应项的病毒感染动力学模型的形式为

$$\begin{cases} \dfrac{\mathrm{d}x}{\mathrm{d}t} = \lambda - \mathrm{d}x - \dfrac{\beta vx}{x+y} \\[2mm] \dfrac{\mathrm{d}y}{\mathrm{d}t} = \dfrac{\beta vx}{x+y} - ay - \dfrac{k_1 ey}{x+y} \\[2mm] \dfrac{\mathrm{d}v}{\mathrm{d}t} = ky - uv \\[2mm] \dfrac{\mathrm{d}e}{\mathrm{d}t} = k_2(x+y) - k_3 e \end{cases} \tag{5-2}$$

该模型有两个平衡点:病毒清除平衡点 Q_1 和持续带毒平衡点 Q_2。

$$Q_1 = \left(\frac{\lambda}{d}, 0, 0, \frac{k_2\lambda}{k_3 d}\right), Q_2 = (\bar{x}, \bar{y}, \bar{v}, \bar{e})$$

其中

$$\bar{x} = \frac{\lambda u(1+c_1)}{du(1+c_1) + \beta kc_1}, \bar{y} = c_1\bar{x}, \bar{v} = \frac{kc_1\bar{x}}{u}, \bar{e} = \frac{k_2\bar{x}(1+c_1)}{k_3} \tag{5-3}$$

$$c_1 = \frac{R_0 - 1 - c_2}{1 + c_2}, R_0 = \frac{\beta k}{au}, c_2 = \frac{k_1 k_2}{ak_3} \tag{5-4}$$

由式(5-3)、式(5-4)可知:如果 $k_1 k_2/k_3$ 越大,则 c_2 越大且 c_1 越小,从而未感染细胞数 $\bar{x}$ 越多,且感染细胞数 $\bar{y}$ 和病毒数 $\bar{v}$ 越少。$k_1 k_2/k_3$ 代表人体的免疫功能,这意味着人体的免疫功能越强,正常细胞越多,感染细胞与自由病毒越少,表明人体的免疫功能在病毒的清除中起着重要的作用。

定理 5.1　系统的解都是正解且有界。

证明:先证 $x(t)$ 非负。假设不然,则令 $t_1 > 0$ 为第一个使得 $x(t_1) = 0$ 的时刻。由系统(5-2)的第一个方程可得 $x'(t_1) = \lambda > 0$,这意味着存在任意小的正数 ε,使得当 $t \in (t_1 - \varepsilon, t_1)$ 时,$x(t) < 0$。由于初值 $x(0) > 0$,这与假设产生矛盾,所以 $x(t)$ 非负。同理可证 $y(t), v(t), e(t)$ 非负。

取

$$V_1(t) = x(t) + y(t)$$

沿着系统(5-2)的导数为

$$V_1'(t) = \lambda - \mathrm{d}x - ay - \frac{k_1 ey}{x+y}$$

$$\leqslant \lambda - \min(a,d)V_1(t)$$

即

$$V_1'(t) + \min(a,d)V_1(t) \leqslant \lambda$$

$$V_1(t) \leqslant \frac{\lambda}{\min(a,d)} + \left(V_1(0) - \frac{\lambda}{\min(a,d)}\right)e^{-ht}$$

所以 $V_1(t)$ 有界，即存在 $M_1 > 0$ 使得 $x(t) < M_1, y(t) < M_1$。根据系统(5-2)的第三、四个方程可得 $\dfrac{\mathrm{d}v}{\mathrm{d}t} \leqslant kM_1 - uv, \dfrac{\mathrm{d}e}{\mathrm{d}t} \leqslant 2k_2 M_1 - k_3 e$，所以 $v(t), e(t)$ 有界。

取其最大值为 M，则 $x(t) < M, y(t) < M, v(t) < M, e(t) < M$。

定理 5.2 当 $R = \dfrac{R_0}{1 + \dfrac{k_1 k_2}{k_3 a}} < 1$ 时，平衡点 Q_1 是局部稳定的。

证明： 系统(5-2)的雅克比矩阵为

$$J = \begin{pmatrix} -d - \dfrac{\beta vy}{(x+y)^2} & \dfrac{\beta vx}{(x+y)^2} & -\dfrac{\beta x}{x+y} & 0 \\ \dfrac{\beta vy}{(x+y)^2} + \dfrac{k_1 ey}{(x+y)^2} & -\dfrac{\beta vx}{(x+y)^2} - a - \dfrac{k_1 ex}{(x+y)^2} & \dfrac{\beta x}{x+y} & -\dfrac{k_1 y}{x+y} \\ 0 & k & -\mu & 0 \\ k_2 & k_2 & 0 & -k_3 \end{pmatrix}$$

$$(5\text{-}5)$$

J 在 Q_1 处的雅克比矩阵为

$$J = \begin{pmatrix} -d & 0 & -\beta & 0 \\ 0 & -a - \dfrac{k_1 k_2}{k_3} & \beta & 0 \\ 0 & k & -u & 0 \\ k_2 & k_2 & 0 & -k_3 \end{pmatrix}$$

$$(5\text{-}6)$$

式(5-6)对应的特征多项式为

$$f_{Q_1}(\lambda) = (\lambda + d)(\lambda + k_3)\left[\lambda^2 + \left(a + \frac{k_1 k_2}{k_3} + u\right)\lambda + \left(a + \frac{k_1 k_2}{k_3}\right)u - k\beta\right]$$

特征值为

$$\lambda_1 = -k_3 < 0, \lambda_2 = -d < 0$$

$$\lambda_3 = -\frac{u+a+k_1k_2/k_3}{2} + \sqrt{\frac{(u+a+k_1k_2/k_3)^2}{4} - (au+uk_1k_2/k_3 - k\beta)}$$

$$\lambda_4 = -\frac{u+a+k_1k_2/k_3}{2} - \sqrt{\frac{(u+a+k_1k_2/k_3)^2}{4} - (au+uk_1k_2/k_3 - k\beta)}$$

当

$$R = \frac{R_0}{1+\dfrac{k_1k_2}{k_3a}} < 1$$

特征值 $\lambda_1 = -k_3 < 0, \lambda_2 = -d < 0, \lambda_3 < 0, \lambda_4 < 0$，所以 Q_1 是局部稳定的。证毕。

定理 5.3　当 $R < R_0 < 1$ 时，平衡点 Q_1 是全局渐近稳定的。

证明：取

$$V(t) = y + \frac{a}{k}v$$

则

$$\dot{V}(t) = \dot{y} + \frac{a}{k}\dot{v} = \frac{\beta vx}{x+y} - ay - \frac{k_1ey}{x+y} + ay - \frac{au}{k}v$$

$$\leqslant \frac{\beta vx}{x+y} - \frac{au}{k}v \leqslant \left(\beta - \frac{au}{k}\right)v$$

当 $R_0 < 1$ 时，

$$\left(\beta - \frac{au}{k}\right)v \leqslant 0$$

显然

$$E\{(x,y,v,e)|\dot{V}(t)|_{(5\text{-}2)} = 0\} = \{(x,y,0,e)|_{(5\text{-}2)}\}$$

由 LaSalle 不变性原理可得，

$$\lim_{t\to\infty} v(t) = 0$$

故系统(5-2)的极限方程为

$$\begin{cases} \dfrac{dx}{dt} = \lambda - dx \\ \dfrac{dy}{dt} = -ay - \dfrac{k_1ey}{x+y} \\ \dfrac{de}{dt} = k_2(x+y) - k_3e \end{cases} \tag{5-7}$$

在极限方程(5-7)中，易证平衡点 $\left(\dfrac{\lambda}{d}, 0, \dfrac{k_2\lambda}{k_3d}\right)$ 是全局渐近稳定的。结合

Q_1 的局部稳定性可知,当 $R < R_0 < 1$ 时,Q_1 全局渐近稳定。

5.1.3 数值模拟

在系统(5-2)的基础上,本节建立抗病毒治疗动力学模型模拟 G. K. Lau 等[103] 提出的每周 peginterferon alfa-2a 加上每天 100mg 的拉米夫定抗乙肝病毒治疗的临床数据。这组患者接受了 48 周的药物治疗,以及 24 周的停药跟踪。该组患者基线平均 ALT 为 114.9IU/L,HBV DNA 为 10.1log copies/mL。患者每周用 peginterferon alfa-2a 180μg 加每天 100μg 的拉米夫定进行抗乙肝病毒治疗。48 周时患者平均 HBV DNA 降至 2.9log copies/mL,其中 126 人的 ALT 降至 40.4～52.5(CI 95%)IU/L 水平,有 186 人的 HBV DNA 小于 400copies/mL(试剂盒检测精度上限)。停药 24 周后平均 HBV DNA 回升到 7.6log copies/mL,但仍有 106 名患者的 ALT 保持在 33.3～45.2(CI 95%)IU/L 水平,HBV DNA 小于 400copies/mL 的人数降至 37 人。

选择文献[103]中图 1(B)组患者的 HBV DNA 数据模拟发现(见表 5-1),系统(5-3)很好地描述了患者治疗的动力学变化。

表 5-1 HBV DNA 载量及模拟($\times 10^7$ copies/mL)

天数	0	2	7	14	21	28	35	42	56	70	84
临床数据	20	10	3	0.8	0.3	0.15	8	15	15	17	16
模拟结果	20	10.2	3.7	0.8	0.27	0.17	10.4	13.1	15.3	16.8	17.9

方法 1:考虑到药物治疗期间药物对病毒的抑制作用,假设在治疗期间采用以下模型:

$$
\begin{cases}
\dfrac{\mathrm{d}x}{\mathrm{d}t}=\lambda-\mathrm{d}x-(1-m)\dfrac{\beta vx}{x+y}\\[2mm]
\dfrac{\mathrm{d}y}{\mathrm{d}t}=(1-m)\dfrac{\beta vx}{x+y}-ay-\dfrac{k_1 ey}{x+y}\\[2mm]
\dfrac{\mathrm{d}v}{\mathrm{d}t}=(1-n)ky-uv\\[2mm]
\dfrac{\mathrm{d}e}{\mathrm{d}t}=k_2(x+y)-k_3 e
\end{cases}
\tag{5-8}
$$

其中，m 和 n 代表药物的治疗效率，其他参数的意义与系统（5-2）中相同。

在前 48 周的治疗过程中，参数 m,n,k_1 的变化见表 5-2。

表 5-2　参数 m,n,k_1 的不同变化值，其中 $k_0=[R_0/(1+c_1)-1]ak_3/k_2$

周数	m	n	k_1	k
0～2	0.6	0.9999800	k_0	k
3～4	0.7	0.9999800	k_0	k
5～8	0.7	0.9999980	$1.1k_0$	k
9～16	0.7	0.9999998	$1.2k_0$	k
17～52	0.7	0.9999997	$2k_0$	k
53～72	0.7	0.9999997	k_0	$63k$

在停药后 24 周的跟踪过程中，我们采用的动力学模型为

$$
\begin{cases}
\dfrac{\mathrm{d}x}{\mathrm{d}t}=\lambda-\mathrm{d}x-(1-me^{-u_1(t-7\times48)})\dfrac{\beta vx}{x+y}\\[2mm]
\dfrac{\mathrm{d}y}{\mathrm{d}t}=(1-me^{-u_1(t-7\times48)})\dfrac{\beta vx}{x+y}-ay-\dfrac{k_1 ey}{x+y}\\[2mm]
\dfrac{\mathrm{d}v}{\mathrm{d}t}=(1-ne^{-u_1(t-7\times48)})ky-\mu v\\[2mm]
\dfrac{\mathrm{d}e}{\mathrm{d}t}=k_2(x+y)-k_3 e
\end{cases}
\tag{5-9}
$$

其中，$u_1=3\times10^4$。

为了估计系统(5-8)和系统(5-9)中的参数,类似于文献[67]中的分析,我们采取下列方法:

(1)正常成年人体内肝脏细胞大约有 2×10^{11} 个[66],大约有 3000mL 血浆。通常以每毫升血浆中含有的病毒数量作为检测标准,所以我们假设

$$\frac{\lambda}{d} \approx \frac{2 \times 10^{11}}{3000}$$

(2)由于肝细胞的半衰期大约为半年[66],我们假设

$$d = -\ln(0.5)/183 \approx 0.00379$$

(3)由于 $CD8^+$ T 细胞的半衰期大约为 77 天,健康的个体大约有 618/uL 的 CD8 细胞,并且 HIV 及 HBV 的感染者体内大约有 $335 \sim 343$/uLCD8 细胞[104],所以我们假设

$$k_3 = -\ln(0.5)/77, \bar{e} = 6.18 \times 10^8$$

(4)由于自由病毒的半衰期大约为半天[66],所以我们假设

$$u = -\ln(0.5)/0.5 \approx 0.67$$

(5)由于慢性 HBV 患者的感染率大约在 $5\% \sim 40\%$,所以

$$\frac{\bar{x}}{\bar{x} + \bar{y}} = 70\%$$

(6)假设治疗之前患者体内 HBV DNA 水平处于持续稳定带毒平衡状态 Q_2,因此,

$$\bar{x} = \frac{\lambda u(1+c_1)}{du(1+c_1)+\beta k c_1}, \bar{y} = c_1 \bar{x}, k = \frac{\bar{v} u}{\bar{y}}$$

$$c_1 = \frac{R_0 - 1 - c_2}{1 + c_2}, R_0 = \frac{\beta k}{au}, c_2 = \frac{k_1 k_2}{ak_3}, \frac{\bar{x}}{\bar{x} + \bar{y}} = \frac{1}{1+c_1}, k_2 = \frac{k_3 \bar{e}}{\bar{x} + \bar{y}}$$

(7)根据文献[97]中患者 HBV DNA 的平均水平,选择

$$\bar{v}' = 10^{10.1} \times 3 \times 10^3$$

(8)基于临床数据和数值模拟,我们选择其他参数如下:

$$\{a, R_0 = \{1.4d, 1.5714\}$$

选择持续带毒平衡点 Q_2 作为初始值,系统(5-8)及系统(5-9)的数值模拟结果如图 5-1 所示。其中实线代表治疗模型(5-8)和停药随访模型(5-9)的动力学模拟曲线,圈代表临床数据。由图 5-1(c)可以看出,模拟曲线与实际 HBV DNA 的演化比较相符。另一方面由图 5-1(b)可知,即便停药后病毒水平迅速反弹,但感染数量仍持续下降,这可解释为什么停药 24 周后,仍有 106 名患者的 ALT 保持在 33.3～45.2(CI 95%)IU/L 水平。为了使模拟曲线与乙肝病毒反弹数据相符,我们需要在停药 4 周后将感染细胞复制病毒的系数由 k 增至 $63k$,这说明突然的停药可能使病情潜在恶化,尽管 ALT 暂时不会升高。

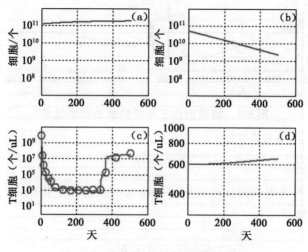

图 5-1　治疗期间的数值模拟结果

(a)未感染细胞的动力学曲线;(b)感染细胞的动力学曲线;
(c)治疗中病毒的动力学曲线及停药后的反弹;(d)T 细胞的动力学曲线

如果持续进行 peginterferon alfa-2 加拉米夫定治疗 5 年后停药,数值模拟如图 5-2 所示,患者 HBV DNA 水平仍然会反弹。进一步模拟显示,在无耐药性及病毒变异发生的情况下,只有延长治疗 11 年后,才能完全清除患者体内的所有病毒,即使感染细胞数目小于 1(为 0)。

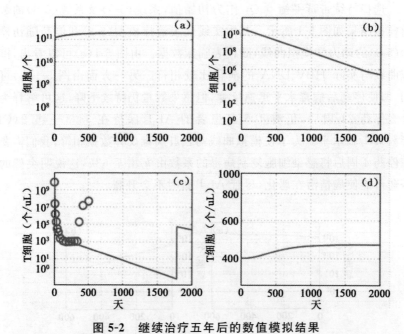

图 5-2 继续治疗五年后的数值模拟结果

(a)未感染细胞的动力学曲线;(b)感染细胞的动力学曲线;

(c)治疗中病毒的动力学曲线及停药后的反弹;(d)T 细胞的动力学曲线

方法 2:考虑到药物治疗期间药物对病毒的抑制作用,假设在治疗期间采用模型(5-8):

$$
\begin{cases}
\dfrac{\mathrm{d}x}{\mathrm{d}t}=\lambda-dx-(1-m)\dfrac{\beta vx}{x+y} \\[2mm]
\dfrac{\mathrm{d}y}{\mathrm{d}t}=(1-m)\dfrac{\beta vx}{x+y}-ay-\dfrac{k_1 ey}{x+y} \\[2mm]
\dfrac{\mathrm{d}v}{\mathrm{d}t}=(1-n)ky-uv \\[2mm]
\dfrac{\mathrm{d}e}{\mathrm{d}t}=k_2(x+y)-k_3 e
\end{cases}
$$

其中,m 和 n 代表药物的治疗效率,其他参数的意义与系统(5-2)中相同。

在停药后 24 周的跟踪过程中,我们采用的动力学模型为(5-2)

$$\begin{cases} \dfrac{\mathrm{d}x}{\mathrm{d}t} = \lambda - \mathrm{d}x - \dfrac{\beta v x}{x+y} \\[2mm] \dfrac{\mathrm{d}y}{\mathrm{d}t} = \dfrac{\beta v x}{x+y} - a y - \dfrac{k_1 e y}{x+y} \\[2mm] \dfrac{\mathrm{d}v}{\mathrm{d}t} = k y - \mu v \\[2mm] \dfrac{\mathrm{d}e}{\mathrm{d}t} = k_2(x+y) - k_3 e \end{cases}$$

其他的参数选取与方法 1 相同：

$$\frac{\lambda}{d} \approx \frac{2\times 10^{11}}{3000}, d \approx 0.00379, k_3 = -\ln(0.5)/77, \bar{e} = 6.18\times 10^8$$

$$u \approx 0.67, \bar{v} = 10^{10.1}\times 3\times 10^3, a = 1.4d, R_0 = 1.1574$$

假设治疗之前患者体内 HBV DNA 水平处于持续稳定带毒平衡状态 Q_2，因此，

$$\bar{x} = \frac{\lambda u(1+c_1)}{du(1+c_1)+\beta k c_1}, \bar{y} = c_1\bar{x}, k = \frac{\bar{v}u}{y}$$

$$c_1 = \frac{R_0 - 1 - c_2}{1+c_2}, R_0 = \frac{\beta k}{au}, c_2 = \frac{k_1 k_2}{a k_3}, \frac{\bar{x}}{\bar{x}+\bar{y}} = \frac{1}{1+c_1}, k_2 = \frac{k_3\bar{e}}{\bar{x}+\bar{y}}$$

选择持续带毒平衡点 Q_2 作为初始值,治疗期间参数 m,n,k_1 的不同变化值见表 5-1。系统(5-8)及系统(5-2)的数值模拟结果如图 5-3 所示。其中,实线代表治疗模型(5-8)和停药随访模型(5-2)的动力学模拟曲线,圈代表临床数据。由图 5-3(c)可以看出,在治疗期间模拟曲线与实际 HBV DNA 的演化相符,但停药后病毒水平迅速反弹。

通过图 5-1 及图 5-3 对比表明,在同等药效和参数下,停药后用指数形式的递减模型(5-9)还是比较符合临床数据的。

下节将系统(5-2)进行无因次变换,得出一个更具有一般意义的病毒感染模型,分析其动力学性质,并研究相应的抗病毒治疗模型,对疗效和预后等问题进行评价。

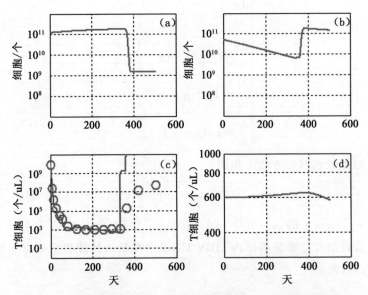

图 5-3　治疗模型(5-8)和停药随访模型(5-2)的动力学曲线

(a)未感染细胞的动力学曲线；(b)感染细胞的动力学曲线；

(c)治疗中病毒的动力学曲线及停药后的反弹；(d)T 细胞的动力学曲线

5.2　无因次线性免疫响应的病毒感染
模型的分析与疗效预测

5.2.1　无因次变换与分析

由方程(5-2)描述的病毒动力学基本方程,当宿主未受病毒感染时应处于平衡点 Q_1 的状态,即

$$x(t) = \frac{\lambda}{d}, y(t) = 0, v(t) = 0, e(t) = \frac{k_2\lambda}{k_3d}$$

因此, $\frac{\lambda}{d}$ 代表宿主将被病毒 v 感染的器官细胞的总数量。

若将宿主受到病毒感染的时刻记为 $t=0$,则方程(5-2)的初始条件为

$$x(t)=\frac{\lambda}{d},y(t)=0,v(t)=v_0,e(t)=e_0$$

由于方程组(5-2)有 9 个参数,为了便于进行一般性的分析,进行下面的无因次变换。

$$x=\frac{\lambda}{d}x_1,y=\frac{\lambda}{d}y_1,v=\frac{a\lambda}{d\beta}v_1,e=\frac{k_2\lambda}{k_3 d}e_1,t=\frac{\tau}{d}$$

则系统(5-2)变换为

$$\begin{cases} \dfrac{dx_1}{d\tau}=1-x_1-\dfrac{\theta_1 v_1 x_1}{x_1+y_1} \\ \dfrac{dy_1}{d\tau}=\theta_1\left(\dfrac{v_1 x_1}{x_1+y_1}-y_1-\theta_3\dfrac{e_1 y_1}{x_1+y_1}\right) \\ \dfrac{dv_1}{d\tau}=\theta_2(R_0 y_1-v_1) \\ \dfrac{de_1}{d\tau}=\theta_4(x_1+y_1-e_1) \end{cases} \quad (5\text{-}10)$$

其中

$$R_0=\frac{\beta k}{au},\theta_1=\frac{a}{d},\theta_2=\frac{u}{d},\theta_4=\frac{k_3}{d},\theta_3=\frac{k_1 k_2}{ak_3}$$

系统(5-2)的平衡点 $Q_1=\left(\dfrac{\lambda}{d},0,0,\dfrac{k_2\lambda}{k_3 d}\right)$ 变换为 $Q_1^*=(1,0,0,1)$。

类似系统(5-2),我们易证当 $R=\dfrac{R_0}{1+\theta_3}<1$ 时,Q_1^* 稳定且大范围吸引。

由系统(5-10)可知:

(1)$\dfrac{1}{R_0}$ 代表宿主未感染细胞占总细胞(未感染细胞和感染细胞的总和)的比例。

(2)θ_1 代表宿主感染细胞的死亡速度参数与未感染细胞的死亡速度参数的比例。

(3)θ_2 代表宿主病毒的死亡速度参数与未感染细胞的死亡速度参数的比例。

(4)θ_3 代表宿主免疫细胞的死亡速度参数与未感染细胞的死亡速度参数的比例。

(5)θ_4 代表免疫细胞的死亡速度参数与未感染细胞的死亡速度参数的比例。

在模型(5-2)中,共有 9 个待定参数,通过无因次变换后,系统(5-10)中只有 5 个参数:R_0,θ_1,θ_2,θ_4,θ_3,且这些参数仅与变量之间的比值有关,因此更便于分析且更具有普遍性。

对于抗 HBV 病毒感染药物治疗的基本动力学模型,其无因次方程为

$$
\begin{cases}
\dfrac{\mathrm{d}x_1}{\mathrm{d}\tau} = 1 - x_1 - (1-m)\dfrac{\theta_1 v_1 x_1}{x_1 + y_1} \\[2mm]
\dfrac{\mathrm{d}y_1}{\mathrm{d}\tau} = \theta_1 \left[(1-m)\dfrac{v_1 x_1}{x_1 + y_1} - y_1 - \theta_3 \dfrac{e_1 y_1}{x_1 + y_1} \right] \\[2mm]
\dfrac{\mathrm{d}v_1}{\mathrm{d}\tau} = \theta_2 \left[R_0(1-n)y_1 - v_1 \right] \\[2mm]
\dfrac{\mathrm{d}e}{\mathrm{d}\tau} = \theta_4(x_1 + y_1 - e_1)
\end{cases}
\tag{5-11}
$$

因为慢性乙型肝炎患者特异性 CTL 细胞阳性率为[3]$0.86\% \sim 0.58\%$,而 HBV 是无毒性的。因此可假设:在多数情形下宿主感染细胞的死亡速度与未感染细胞的死亡速度是相同的,即 $\theta_1 = 1$。因此(5-10)化为

$$
\begin{cases}
\dfrac{\mathrm{d}x_1}{\mathrm{d}\tau} = 1 - x_1 - \dfrac{v_1 x_1}{x_1 + y_1} \\[2mm]
\dfrac{\mathrm{d}y_1}{\mathrm{d}\tau} = \dfrac{v_1 x_1}{x_1 + y_1} - y_1 - \theta_3 \dfrac{e_1 y_1}{x_1 + y_1} \\[2mm]
\dfrac{\mathrm{d}v_1}{\mathrm{d}\tau} = \theta_2(R_0 y_1 - v_1) \\[2mm]
\dfrac{\mathrm{d}e_1}{\mathrm{d}\tau} = \theta_4(x_1 + y_1 - e_1)
\end{cases}
\tag{5-12}
$$

5.2.2　数值模拟与分析

因为 HBV 宿主未感染细胞占总细胞的比例为 $60\% \sim 95\%$[29],从而 $1.03 < R_0 < 1.67$。在我们的数值模拟中,取 $R_0 = 1.03$ 及 $R_0 = 2$ 两种情况来分析。

首先模拟:在不同的 θ_2,R_0 和不同的药物抑制率 m,n 下彻底康复,即感染细胞数目 y 小于 1 所需的时间。

表 5-3　治愈的时间 $\tau = \mathrm{d}t$，其中 $R_0 = 2, n = 0.99, m = 0$

θ_2/τ	0	0.2	0.4	0.6	0.8
5	26.31	5.91	4.94	4.60	4.36
40	25.97	5.50	3.98	3.24	2.74
80	25.96	5.48	3.97	3.23	2.74
120	25.96	5.48	3.97	3.23	2.74
190	25.96	5.48	3.97	3.23	2.74

表 5-4　治愈的时间 $\tau = \mathrm{d}t$，其中 $R_0 = 2, n = 0.999, m = 0$

θ_2/τ	0	0.2	0.4	0.6	0.8
5	25.74	5.68	4.74	4.52	4.32
40	25.52	5.48	3.97	3.23	2.74
80	25.50	5.47	3.96	3.23	2.74
120	25.50	5.47	3.96	3.23	2.74
190	25.50	5.46	3.96	3.22	2.74

表 5-5　治愈的时间 $\tau = \mathrm{d}t$，其中 $R_0 = 2, n = 0.90, m = 0$

θ_2/τ	0	0.2	0.4	0.6	0.8
5	33.35	6.69	5.53	5.01	4.65
40	31.84	5.67	4.08	3.31	2.79
80	31.74	5.65	4.06	3.29	2.78
120	31.71	5.65	4.06	3.29	2.78
190	31.69	5.64	4.06	3.29	2.78

表 5-6　治愈的时间 $\tau = \mathrm{d}t$，其中 $R_0 = 2, n = 0.99, m = 0.99$

θ_2/τ	0	0.2	0.4	0.6	0.8
5	25.45	5.59	4.13	3.71	3.74
40	25.45	5.48	3.97	3.23	2.74
80	25.45	5.47	3.96	3.23	2.74
120	25.45	5.47	3.96	3.23	2.74
190	25.45	5.46	3.96	3.23	2.74

表 5-7　治愈的时间 $\tau = \mathrm{d}t$，其中 $R_0 = 2, n = 0.8, m = 0$

θ_2/τ	0	0.2	0.4	0.6	0.8
5	45.84	7.23	5.89	5.28	4.86
40	42.37	5.88	4.20	3.38	2.84
80	42.12	5.85	4.17	3.36	2.83
120	42.05	5.84	4.16	3.36	2.82
190	42.01	5.83	4.16	3.35	2.82

从表 5-3 至表 5-7 可得出下面的结论：

(1)在治疗药物对感染细胞产生病毒的抑制效率取值 $80\% \leqslant n \leqslant$ 99.9%，在宿主未感染细胞占总细胞的比例取值 $R_0 = 2$ 和描述病毒与正常肝细胞死亡的速度常数比例取值 $5 \leqslant \theta_2 \leqslant 190$ 范围内，治愈时间差 1.7809 倍，因此对于肝功能异常的慢性乙肝患者，抗病毒治疗疗效的差别似乎是非本质的。

(2)表 5-3 至表 5-7 表明，治疗药物对发生新感染细胞产生病毒的抑制效率由 80% 增致 99.9% 时，对于 $R_0 = 2$ 的患者，其治愈时间变化甚小，治愈时间为前者的 0.5615～0.9716 倍。这个结果表明，增加药物的抑制效率(用药剂量)能显著提高长期的疗效。

(3)表 5-3 和表 5-6 所示的计算机模拟数据表明，提高治疗药物对发生新感染细胞产生病毒的抑制效率 m 对于疗效作用甚小。对于 $R_0 = 2$ 的患者，其治愈时间几乎没有变化。m 从 0 增至 0.99 时，治愈时间为前者的 0.8065～1 倍。

表 5-8　治愈的时间 $\tau = \mathrm{d}t$，其中 $R_0 = 1.03, n = 0.99, m = 0$

θ_2/τ	0	0.006	0.012	0.018	0.024
5	23.11	17.04	14.32	12.58	11.24
40	22.85	16.88	14.19	12.47	11.14
80	22.85	16.88	14.19	12.46	11.13
120	22.84	16.88	14.18	12.46	11.13
190	22.84	16.87	14.18	12.46	11.13

表 5-9　治愈的时间 $\tau = \mathrm{d}t$，其中 $R_0 = 1.03, n = 0.999, m = 0$

θ_2 / τ	0	0.006	0.012	0.018	0.024
5	22.85	16.92	14.23	12.51	11.18
40	22.65	16.79	14.13	12.42	11.10
80	22.62	16.78	14.12	12.42	11.10
120	22.62	16.78	14.12	12.42	11.09
190	22.62	16.78	14.12	12.41	11.09

表 5-10　治愈的时间 $\tau = \mathrm{d}t$，其中 $R_0 = 1.03, n = 0.90, m = 0$

θ_2 / τ	0	0.006	0.012	0.018	0.024
5	26.03	18.36	15.23	13.30	11.84
40	25.28	17.90	14.86	12.97	11.54
80	25.23	17.88	14.84	12.95	11.53
120	25.21	17.87	14.84	12.95	11.52
190	25.21	17.87	14.83	12.95	11.52

表 5-11　治愈的时间 $\tau = \mathrm{d}t$，其中 $R_0 = 1.03, n = 0.99, m = 0.99$

θ_2 / τ	0	0.006	0.012	0.018	0.024
5	22.59	16.77	14.11	12.41	11.09
40	22.59	16.76	14.11	12.41	11.09
80	22.59	16.76	14.11	12.41	11.09
120	22.59	16.76	14.11	12.41	11.09
190	22.59	16.76	14.11	12.41	11.09

表 5-12　治愈的时间 $\tau = \mathrm{d}t$，其中 $R_0 = 1.03, n = 0.80, m = 0$

$\theta_2 \backslash \tau$	0	0.006	0.012	0.018	0.024
5	30.02	19.93	16.29	14.12	12.51
40	28.62	19.15	15.65	13.56	12.01
80	28.52	19.10	15.62	13.53	11.98
120	28.50	19.09	15.61	13.52	11.97
190	28.48	19.08	15.60	13.51	11.97

从表 5-8 至表 5-10 可得出下面的结论：

(1)在治疗药物对感染细胞产生病毒的抑制效率取值 $80\% < n < 99.9\%$，宿主未感染细胞占总细胞的比例取值 $R_0 = 1.03$，描述病毒与正常肝细胞死亡的速度常数比例取值 $5 \leq \theta_2 \leq 190$ 范围内，患者体内病毒清除的时间为 $11.09/d \leq t(\text{天}) \leq 30.02/d$。在上述参数变化范围内，治愈时间差 2.7069 倍。

(2)表 5-9 和表 5-12 表明，治疗药物对发生新感染细胞产生病毒的抑制效率由 80% 增至 99.9% 时，对于 $R_0 = 1.03$ 的患者，病毒清除的时间为前者的 0.8065～1 倍。

(3)表 5-4 和表 5-9 表明，对于 $R_0 = 1.03$ 和 $R_0 = 2$（未感染细胞为 50%～95% 的患者），病毒清除的时间为前者的 0.2468～1.1273 倍。这个结果表明，病毒清除的时间与宿主感染细胞的死亡速度参数和未感染细胞的死亡速度参数的比值 θ_2 几乎无关，与基本复制数（未感染细胞的数量的百分比）关系显著。

5.3　本章小结

本章建立了一类带线性免疫响应项的乙肝病毒感染动力学模型，该模型有两个平衡点：病毒清除平衡点 Q_1 和持续带毒平衡点 Q_2。当 $R < R_0 < 1$ 时，Q_1 全局渐近稳定。这意味着如果 HBV 感染者的病毒基本复制数 $R < 1$，那么他（她）即使感染大量病毒也能最终自愈。大量的计算机模拟显示，当 $R > 1$ 时，持续带毒平衡点 Q_2 是大范围吸引的。

猜想被乙肝病毒感染后，肝功能异常的患者可以分为两类人群：第一类人群的 $R < 1$，感染后发病，但即使感染大量的乙肝病毒也会自愈；第二类人群的 $R > 1$，即使感染了微量的乙肝病毒也会发病并呈持续带毒状态，也就是慢性乙肝人群。

本研究结果可对慢性乙肝患者抗乙肝病毒感染治疗提出下面的建议：

(1)接受抗乙肝病毒感染治疗，医生要说服患者按时按量服药。在没有抗药性或病毒变异出现的情况下，不要自行断药或停药，否则可能降低疗效或使病情恶化。

（2）由于 HBV cccDNA 在患者感染的肝细胞之内，而感染肝细胞的寿命很长，目前的药物对感染的杀伤作用 k_1 作用有限，因此如果不能证明在治疗过程中患者的免疫功能被激活，并且停药后能够保持，患者需要等待所有被感染的肝细胞亡后才能停药。

（3）患者在 HBV DNA 低于检测下线水平、HBeAg 血清转换后停药的做法是不正确的。有关慢性乙肝患者用核苷（酸）类似物治疗终止点的共识："在间隔 6 个月 2 次检测结果 HBeAg 发生血清转换且 HBV DNA 检测不到时可以考虑停药"也是值得商榷的。

（4）据 A. Jemal 等人报道[105]：美国 1990—2004 年期间死于与肝胆相关癌症的人数增加了 40%。这似乎暗指美国抗 HBV/HCV 感染治疗的措施并没有防止肝癌的发生，甚至起到了相反的作用。

（5）我国复方中药和复方中药＋核苷（酸）类似物抗乙肝病毒治疗研究取得了初步成果[106-107]。一般在治疗初期复方中药抑制乙肝病毒速度不及核苷（酸）类似物快，但它有较高的 HBeAg 血清转换率，其作用可用激活人体 HBV 特异性免疫功能来解释。另一方面中药复方根据患者的症候变换用药成分，可有效地避免病毒的变异。一项多中心双盲 I 期实验即将结束，预期将为抗乙肝病毒感染治疗提供新的备选方案。

第 6 章　具有时滞的病毒感染模型的建模及分析

传染病动力学中出现了众多的时滞微分方程模型。时滞对系统的影响包括对平衡点全局与局部稳定性的影响、对平衡点分岔的影响、对分岔之间相互作用的影响、对混沌的影响等,这些都是研究人员关注的焦点[108]。

常见的传染病动力学模型包括易感—患病—易感模型(SIS 模型)、易感—患病—康复—患病模型(SIRS 模型)、易感—患病—康复模型(SIR 模型)等。传染病动力学研究的重点是寻找疾病消失的临界值,即研究无病平衡点、地方病平衡点的稳定性以及传染病周期振荡的条件。

文献[109]针对由于移民导致易感者增加,或者易感者广义型增加的情况,建立了性病等细菌性疾病的时滞传染病模型,利用全局稳定性定义和特征根得到了无病平衡点、地方病平衡点、灭绝平衡点的稳定性条件。然而在现实中,由于看到患病者比例增加,担心染病,易感者会改变个体行为,所以接触率不是常数,同时患病程度也与患病者比例有关。

文献[110]研究接触率可变情况下 SIS 模型中各类平衡点的全局稳定性条件和分岔,得到了传染病消失或者成为地方病的阈值。

文献[111]分别对具有分布时滞和没有分布时滞提出了随机 SIR 模型,研究了无病平衡点的稳定性,并发现由于引入了噪声,发生传染病的阈值被改变了。这表明噪声可以改变相应确定性系统的演化性态,也表明了传染病模型中有必要考虑随机因素对其稳定性的影响。注射疫苗是防治传染病的一种常见方法,现实中许多病例表明有些疫苗的免疫性不是终生的。

当易感者接种过疫苗以后马上就具有免疫性,过了较长时间以后免疫性消失,重新变为易感者,如流感疫苗和乙肝疫苗。在这样的背景下,文献[112]研究了这种非终生免疫对 SIRS 传染病模型稳定性的影响。

这种模型中易感者和患病者的接触率是不同的,一个是常数的,另一个是人口数量的函数,死亡率则都与人口密度有关。

文献[113]研究了时滞肿瘤细胞—效应细胞系统中平衡点的稳定性和分岔问题,表明时滞存在临界值,它使得效应细胞消亡或者出现周期波动,这与生物实际相符。

时滞微分方程组开始越来越多地出现于对生理学规律的描述中。如在免疫学中,当机体出现了肿瘤细胞以后,免疫系统会马上产生相应的效应细胞来消灭肿瘤细胞。由于效应细胞在激活、成熟、运输过程中会产生时滞,因此在两类细胞组成的动力学模型中应该考虑时滞的影响。例如,医学研究已经表明在糖尿病患者体内植入人工胰腺是治疗糖尿病的办法之一。在人工胰腺的作用下,人体内的血糖—胰岛素系统中会存在两个时滞,即人工胰腺的"技术"时滞和肝的生理时滞,因此系统的动力学模型为时滞微分方程。

在体内病毒感染动力学系统中,常见的有三类时滞:一是从正常细胞与病毒结合到感染细胞能释放病毒之间的时滞;二是免疫系统从接受病毒刺激建立免疫应答到产生免疫细胞(如 CTL 等)之间的时滞;三是在药物治疗模型中,从服用药物起到药物能在细胞内清除或抑制病毒之间的时滞。目前,国内外越来越多的学者在各种病毒感染模型中考虑时滞因素,分析时滞对病毒感染动力学的影响。基于正常细胞与病毒结合到感染细胞能释放病毒之间的时滞,本节提出了具有标准发生率的时滞病毒感染模型。

6.1　具有标准发生率的时滞模型

6.1.1　模型建立

本节在 3.1 节中模型(3-2)的基础上,研究以下带时滞的病毒感染数学模型:

$$\begin{cases} \dfrac{\mathrm{d}x}{\mathrm{d}t} = \lambda - \mathrm{d}x - \dfrac{\beta v x}{x+y} \\[3mm] \dfrac{\mathrm{d}y}{\mathrm{d}t} = \dfrac{\beta v(t-\tau)x(t-\tau)}{x(t-\tau)+y(t-\tau)} - ay \\[3mm] \dfrac{\mathrm{d}v}{\mathrm{d}t} = ky - uv \end{cases} \qquad (6\text{-}1)$$

其中,x,y,v 分别代表未感染细胞数量、感染细胞数量和游离病毒数量,τ 是从正常细胞与病毒结合到感染细胞能释放病毒之间的时滞,其他参数的意义与 3.1 节中模型(3-2)描述的相同。

模型中病毒的基本复制数仍为 $R_0 = \dfrac{\beta k}{au}$,与宿主器官组织的未感染细胞总数无关。它描述了在感染初期,一个感染细胞生成新感染细胞的平均数目。当 $\tau = 0$ 时,模型(6-1)即为模型(3-2)。当 $\tau > 0$ 时,本节主要分析病毒生成时滞对病毒动力学性质的影响。

6.1.2　模型动力学性质

下面首先证明系统(6-1)的正解及有界性。

定理 6.1　系统(6-1)的所有初始条件为正的解都是正解并且有界,即存在 $M > 0$,当 t 充分大时 $x(t) \leqslant M, y(t) \leqslant M, v(t) \leqslant M$。

证明:假设存在 t_0 使得 $x(t_0)$ 先等于 0,则 $x(t), y(t), v(t) \in R^+$,$t \in (0, t_0)$,由系统(3-2)第一个方程可得 $x'(t_0) = \lambda > 0$。因此,当 $t \in (t_0 - \varepsilon, t_0)$ 时,$x(t) < 0$,其中 ε 为任意小的正数。这与 $x(t)$ 的连续性矛盾。因此 $x(t)$ 是恒正的。

同理,若存在 t_1 使得 $y(t_1)$ 先等于 0,则 $x(t), y(t), v(t) \in R^+$,$t \in (0, t_1)$,由系统(6-1)第二个方程可得 $y'(t_1) = \beta v(t_1) > 0$。因此当 $t \in (t_1 - \varepsilon, t_1)$ 时,$y(t) < 0$,其中 ε 为任意小的正数。这与 $y(t)$ 的连续性矛盾。因此 $y(t)$ 也是恒正的。

若存在 t_2 使得 $v(t_2)$ 先等于 0,则 $x(t), y(t), v(t) \in R^+$,$t \in (0, t_2)$,由系统(6-1)第三个方程可得 $v'(t_2) = ky(t_2) > 0$。因此当 $t \in (t_2 - \varepsilon, t_2)$ 时,$v(t) < 0$,其中 ε 为任意小的正数。这与 $v(t)$ 的连续性矛盾。因此 $v(t)$ 也是恒正的。

综上可得,当 $x(0)>0,y(0)>0,v(0)>0$ 时,系统(6-1)的解都是非负解。

其次证明 $x(t),y(t),v(t)$ 有界。

构造函数

$$V_1(t)=x(t)+y(t+\tau)+\frac{a}{2k}v(t+\tau)$$

沿着系统(6-1)的解求导,可得

$$V_1'(t)=\lambda-\mathrm{d}x(t)-\frac{a}{2}y(t+\tau)-\frac{au}{2k}v(t+\tau)$$

$$\leqslant\lambda-\min\{d,\frac{a}{2},u\}V_1(t)$$

记: $m=\min\left\{d,\frac{a}{2},u\right\}$,则有

$$V_1'(t)\leqslant\lambda-mV_1(t)$$

所以

$$V_1(t)\leqslant\frac{\lambda}{m}+\left(V_0(t)-\frac{\lambda}{m}\right)e^{-mt}$$

由 $V_1(t)$ 有界可知, $x(t),y(t),v(t)$ 有界。因此,当 t 充分大时存在 $M>0$,使得 $x(t)\leqslant M,y(t)\leqslant M,v(t)\leqslant M$ 。定理证毕。

记 R^3 为定义了范数的三维实欧氏空间。对 $\tau>0$,把从区间 $[-\tau,0]$ 映射到 R^3 上的连续函数空间记为 $C=C([-\tau,0],R^3)$,对任意 $\varphi=(\varphi_1,\varphi_2,\varphi_3)\in C,\varphi$ 的范数定义为 $\|\varphi\|=\sup\limits_{-\tau\leqslant\theta\leqslant0}\{|\varphi_1(\theta)|,|\varphi_2(\theta)|,|\varphi_3(\theta)|\}$,那么 C 是巴拿赫空间。记 $C^+=\{\varphi=(\varphi_1,\varphi_2,\varphi_3)\in C|\varphi_i(\theta)\geqslant0,\theta\in[-\tau,0],i=1,2,3\}$ 。系统(6-1)的初始条件是 $x(\theta)=\varphi_1(\theta),y(\theta)=\varphi_2(\theta),v(\theta)=\varphi_3(\theta),-\tau\leqslant\theta\leqslant0$ 。

显然,模型(3-2)与模型(6-1)有着相同的平衡点。如果 $R_0\geqslant1$,模型病毒清除平衡点 Q_1 和持续带毒平衡点 Q_2 :

$$Q_1=\left(\frac{\lambda}{d},0,0\right),Q_2=\left(\frac{\lambda}{d+a(R_0-1)},\frac{\lambda(R_0-1)}{d+a(R_0-1)},\frac{\lambda k(R_0-1)}{u[d+a(R_0-1)]}\right)$$

记 $\bar{Q}=(\bar{x},\bar{y},\bar{v})$ 为系统的平衡点,则系统在 $\bar{Q}$ 处特征方程为

$$\Delta(\lambda) = \begin{vmatrix} -d - \dfrac{\beta v y}{(x+y)^2} - \lambda & \dfrac{\beta v x}{(x+y)^2} & -\dfrac{\beta x}{x+y} \\[4mm] \dfrac{\beta v y}{(x+y)^2} e^{-\tau\lambda} & -\dfrac{\beta v x}{(x+y)^2} e^{-\tau\lambda} - a - \lambda & \dfrac{\beta x}{x+y} e^{-\tau\lambda} \\[4mm] 0 & k & -u - \lambda \end{vmatrix} = 0$$

$$(6\text{-}2)$$

定理 6.2 （1）当 $R_0 < 1$ 时，对任意的 $\tau \geqslant 0$，无病平衡点 Q_1 局部渐近稳定；（2）当 $R_0 > 1$ 时，对任意的 $\tau \geqslant 0$，无病平衡点 Q_1 局部渐近稳定；（3）当 $R_0 = 1$ 时是临界情况。

证明：当 $R_0 < 1$ 时，系统只有唯一的无病平衡点 Q_1。将 Q_1 代入特征方程为

$$\Delta(\lambda) = \begin{vmatrix} -d - \lambda & 0 & -\beta \\ 0 & -a - \lambda & \beta e^{-\tau\lambda} \\ 0 & k & -u - \lambda \end{vmatrix} = 0$$

即

$$(\lambda + d)[\lambda^2 + (a+u)\lambda + au - \beta k e^{-\lambda\tau}] = 0 \qquad (6\text{-}3)$$

因此只需考虑超越方程

$$\lambda^2 + (a+u)\lambda + au - \beta k e^{-\lambda\tau} = 0 \qquad (6\text{-}4)$$

（1）若 $R_0 < 1$：

当 $\tau = 0$ 时可知，所有特征根的实部都是负的。假设存在 $\tau > 0$，使得方程有纯虚根 $s = \pm iw (w > 0)$，则

$$\begin{cases} -w^2 + au = \beta k \cos w\tau \\ -(a+u)w = \beta k \sin w\tau \end{cases}$$

所以

$$(w^2 - au)^2 + (a+u)^2 w^2 = \beta^2 k^2$$

即

$$w^4 + (a^2 + u^2)w^2 = \beta^2 k^2 - a^2 u^2 = a^2 u^2 (R^2 - 1) < 0$$

这与等式左边恒大于 0 相矛盾。因此，当 $R_0 < 1$ 时，对任意 $\tau \geqslant 0$，无病平衡点 Q_1 局部渐近稳定。

（2）若 $R_0 > 1$：

考察函数

$$g(\lambda) = \lambda^2 + (a+u)\lambda + au - \beta k e^{-\lambda\tau} \qquad (6\text{-}5)$$

显然

$$g(0) = au - \beta k = au(1 - R_0) < 0$$

$$\lim_{\lambda \to +\infty} g(\lambda) = +\infty$$

由 $g(\lambda)$ 的连续性可知，在 $(0, +\infty)$ 上，$g(\lambda) = 0$ 有正根，平衡点 Q_1 不稳定。

（3）若 $R_0 = 1$：

方程(6-4)可化为

$$\lambda^2 + (a + u)\lambda + au(1 - e^{-\lambda \tau}) = 0$$

显然，$\lambda = 0$ 是方程的一个单根。现在证明另外一根必有负实部。假设不真，即存在另一根 $\lambda = u \pm iw$，其中 $u \geq 0, w \geq 0, \tau \geq 0$。代入方程可得：

$$\begin{cases} u^2 - w^2 + au = aue^{-u\tau}\cos w\tau \\ 2w + (a+u)w = aue^{-u\tau}\sin w\tau \end{cases}$$

所以，

$$(u^2 - w^2 + au)^2 + [2w + (a+u)w]^2 = a^2 u^2 e^{-2u\tau} \leq a^2 u^2 \quad (6\text{-}5)$$

当 $u \geq w$ 时，式(6-5)左端第一个式子显然大于 $a^2 u^2$，这与等式右边相矛盾；当 $u < w$ 时，式(6-5)左端第二个式子显然大于 $[(a+u)w]^2 > a^2 w^2 \geq a^2 u^2$，这也与等式右边相矛盾。因此，除了单根 0 之外，所有的根都有负实部。所以，当 $R_0 = 1$ 时是临界情况。

下面讨论系统(6-1)无病平衡点 Q_1 的全局稳定性。

定理 6.3 当 $R_0 < 1$ 时，对任意 $\tau \geq 0$，无病平衡点 Q_1 全局渐近稳定。

证明：定义

$$G = \left\{ \varphi = \left(\varphi_1, \varphi_2; \varphi_3 \in C \mid 0 \leq \varphi_1 \leq \frac{\lambda}{d}, \varphi_2, \varphi_3 \geq 0 \right) \right\}$$

由系统(6-1)第一个方程可知，$\lim\limits_{t \to +\infty} \sup x(t) \leq \dfrac{\lambda}{d}$，因此 G 吸引系统(6-1)所有的解。对任意 $\varphi = (\varphi_1, \varphi_2, \varphi_3) \in G$，若 $x(t), y(t), v(t)$ 是(6-1)初始条件为 φ 的解，现在证明对任意的 $t \geq 0$，$x(t) \leq \dfrac{\lambda}{d}$。假设不真，存在 $t_1 \geq 0, x(t_1) > \dfrac{\lambda}{d}, x'(t_1) > 0$，则

$$x'(t_1) = \lambda - dx(t_1) - \frac{\beta x(t_1)v(t_1)}{x(t_1)+y(t_1)} \leqslant -\frac{\beta x(t_1)v(t_1)}{x(t_1)+y(t_1)} < 0$$

这与 $x'(t_1) > 0$ 矛盾。因此 G 是系统(6-1)的正向不变集。

构造 Lyapunov 函数

$$V_2(\varphi) = \varphi_2(0) + \frac{a}{k}\varphi_3(0) + \beta\int_{-\tau}^{0}\varphi_3(\theta)\mathrm{d}\theta$$

沿着系统(6-1)的解求导,可得

$$V_2'(t) = \frac{\beta\varphi_1(-\tau)}{\varphi_1(-\tau)+\varphi_2(-\tau)}\varphi_3(-\tau) - a\varphi_2(-\tau)$$

$$+ \frac{a}{k}[k\varphi_2(0) - u\varphi_3(-\tau)] + \beta[\varphi_3(0) - \varphi_3(-\tau)]$$

$$\leqslant \varphi_3(-\tau) - a\varphi_2(-\tau) + \frac{a}{k}[k\varphi_2(0) - u\varphi_3(-\tau)]$$

$$+ \beta[\varphi_3(0) - \varphi_3(-\tau)]$$

$$= \left(\beta - \frac{au}{k}\right)\varphi_3(0) = \frac{au}{k}(R_0 - 1)\varphi_3(0) \leqslant 0$$

记 $E = \{\bar{\omega} \in G \mid V_2'(\bar{\omega}) = 0\}$,显然 $E \subset \{\varphi \in G \mid \varphi_3(0) = 0\}$。系统(6-1)在 E 中的最大不变集为 M,$(\hat{x}, 0, 0) \in M$。因此,当 $t \to +\infty$ 时,$v(t) \to 0$。由系统(6-1)第一、二个方程分别可得

$$\lim_{t \to +\infty} x(t) = \frac{\lambda}{d}, \lim_{t \to +\infty} y(t) = 0$$

由 LaSalle 不变性原理可得,平衡点 $Q_1 = \left(\frac{\lambda}{d}, 0, 0\right)$ 是全局吸引的。结合 Q_1 的局部稳定性可知,当 $R_0 < 1$ 时,Q_1 全局渐近稳定。定理证毕。

定理 6.4 当 $R_0 > 1$ 时,对任意 $\tau \geqslant 0$,无病平衡点 Q_2 渐近稳定。

证明:将平衡点 Q_2 代入特征方程(6-2)得

$$\Delta(\lambda) = \begin{vmatrix} -d - \dfrac{\beta vy}{(x+y)^2} - \lambda & \dfrac{\beta vx}{(x+y)^2} & -\dfrac{\beta x}{x+y} \\[3mm] \dfrac{\beta vy}{(x+y)^2}e^{-\tau\lambda} & -\dfrac{\beta vx}{(x+y)^2}e^{-\tau\lambda} - a - \lambda & \dfrac{\beta x}{x+y}e^{-\tau\lambda} \\[3mm] 0 & k & -u - \lambda \end{vmatrix} = 0,$$

即

$$\Delta(\lambda)=\begin{vmatrix} -d-aR_0\left(1-\dfrac{1}{R_0}\right)^2-\lambda & a\left(1-\dfrac{1}{R_0}\right) & -\beta\dfrac{1}{R_0} \\[3mm] aR_0\left(1-\dfrac{1}{R_0}\right)^2 e^{-\tau\lambda} & -a\left(1-\dfrac{1}{R_0}\right)e^{-\tau\lambda}-a-\lambda & \beta\dfrac{1}{R_0}e^{-\tau\lambda} \\[3mm] 0 & k & -u-\lambda \end{vmatrix}=0.$$

即

$$P(\lambda)+Q(\lambda)e^{-\lambda\tau}=0$$

其中

$$P(\lambda)=\lambda^3+A_0\lambda^2+A_1\lambda+A_2,\quad Q(\lambda)=B_0\lambda^2+B_1\lambda+B_2$$

$$A_0=d+aR_0\left(1-\frac{1}{R_0}\right)^2+a+u,\quad A_1=(a+u)\left[d+aR_0\left(1-\frac{1}{R_0}\right)^2\right]+au$$

$$A_2=au\left[d+aR_0\left(1-\frac{1}{R_0}\right)^2\right],\quad B_0=a\left(1-\frac{1}{R_0}\right)$$

$$B_1=a\left(1-\frac{1}{R_0}\right)\left[d+u+aR_0\left(1-\frac{1}{R_0}\right)^2\right]-a^2R_0\left(1-\frac{1}{R_0}\right)^3-\frac{\beta k}{R_0}$$

$$=ad\left(1-\frac{1}{R_0}\right)-\frac{au}{R_0}$$

$$B_2=a\beta k\left(1-\frac{1}{R_0}\right)^2-a^2uR_0\left(1-\frac{1}{R_0}\right)^3-\frac{\beta k}{R_0}\left[d+aR_0\left(1-\frac{1}{R_0}\right)^2\right]$$

$$+au\left(1-\frac{1}{R_0}\right)\left[d+aR_0\left(1-\frac{1}{R_0}\right)^2\right]$$

$$=a^2u\left(1-\frac{1}{R_0}\right)^2-\frac{au}{R_0}\left[d+aR_0\left(1-\frac{1}{R_0}\right)^2\right]=\frac{aud}{R_0}$$

当 $R_0>1,\tau=0$ 时可知，所有特征根的实部都是负的。假设存在 $\tau>0$，使得方程有纯虚根 $s=\pm iw(w>0)$，将 $\lambda=wi$ 代入特征方程得到

$$\begin{cases} A_0w^2-A_2=(B_2-B_0w^2)\cos w\tau+B_1w\sin w\tau \\[2mm] w^3-A_1w=B_1w\cos w\tau-(B_2-B_0w^2)\sin w\tau \end{cases}\tag{6-6}$$

将式(6-6)两边平方相加得到

$$w^6+(A_0^2-B_0^2-2A_1)w^4+(A_1^2-B_1^2-2A_0A_2+2B_0B_2)w^2+A_2^2-B_2^2=0$$

$$A_0^2-B_0^2-2A_1=\left[d+aR_0\left(1-\frac{1}{R_0}\right)^2\right]^2+u^2+a^2\left[1-\left(1-\frac{1}{R_0}\right)^2\right]>0$$

$$A_1^2-B_1^2-2A_0A_2+2B_0B_2=(a^2+u^2)\left[d+aR_0\left(1-\frac{1}{R_0}\right)^2\right]^2$$

$$+a^2u^2-a^2d^2\left(1-\frac{1}{R_0}\right)^2+4\frac{a^2ud}{R_0}\left(1-\frac{1}{R_0}\right)-\frac{a^2u^2}{R_0^2}>0$$

$$A_2^2 - B_2^2 = a^2 u^2 \left[d + a R_0 \left(1 - \frac{1}{R_0} \right)^2 \right]^2 - \frac{a^2 u^2 d^2}{R_0^2} > 0.$$

方程无正根。所以,当 $R_0 > 1$ 时,对任意 $\tau \geq 0$,无病平衡点 Q_2 渐近稳定。

6.1.3 数值模拟

为了模拟系统(6-1)的动力学,参数取值如下:

(1)正常成年人体内肝脏细胞大约有 2×10^{11} 个[66],血浆大约有 3000mL。通常以每毫升血浆中含有的病毒数量作为检测标准,所以我们假设:

$$\frac{\lambda}{d} \approx \frac{2 \times 10^{11}}{3000}$$

(2)由于肝细胞的半衰期大约为半年[66],我们假设

$$d = -\ln(0.5)/183 \approx 0.00379$$

(3)由于自由病毒的半衰期大约为半天[66],所以

$$u = -\ln(0.5)/0.5 \approx 0.67$$

初始条件取为 $(7.407 \times 10^6, 5.9259 \times 10^7, 8 \times 10^7)$。注意到病毒的基本复制率为 $R_0 = \frac{\beta k}{au}$。为了便于和 3.1 节拉米夫定抗乙肝病毒治疗动力学模型(3-2)对照,治疗期间 (6-1)中参数取值如下:

$$\{d, a, \beta, k\} = \{3.79 \times 10^{-3}, 3.79 \times 10^{-3}, 4.5452 \times 10^{-4}, 0.9045\}$$

此时 $R_0 = \frac{\beta k}{au} = 0.162$。为了研究病毒生成时滞对病毒动力学性质的影响,选取不同的时滞参数 τ 来模拟系统(6-1)各个变量的动力学曲线。在图 6-1 和图 6-2 中分别取 $\tau = 0.9, \tau = 10.8$。由图 6-1 和图 6-2 可以看出,当 $R_0 < 1$ 时,病毒最终被清除,时滞参数 τ 的大小不影响无病平衡点 Q_1 稳定。

停药时参数取值如下:

$$\{d, a, \beta, k\} = \{3.79 \times 10^{-3}, 3.79 \times 10^{-3}, 0.0253, 0.9045\}$$

此时 $R_0 = \dfrac{\beta k}{au} = 9 > 1$。在图 6-3、图 6-4 中分别取 $\tau = 0.9$ 和 $\tau = 50$。由图 6-3 和图 6-4 可以看出，当 $R_0 > 1$ 时，无病平衡点 Q_1 不再稳定。当 $R_0 = \dfrac{\beta k}{au} = 9 > 1$ 时，病毒持续感染，时滞参数 τ 的大小不影响无病平衡点 Q_2 稳定。

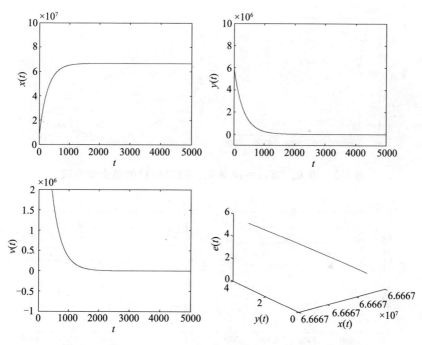

图 6-1　当 $R_0 < 1$，$\tau = 0.9$ 时，系统(6-1)的动力学曲线

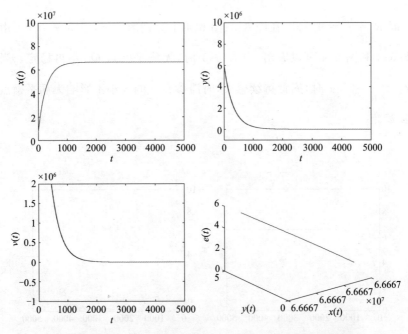

图 6-2　当 $R_0 < 1, \tau = 10.8$ 时,系统(6-1)的动力学曲线

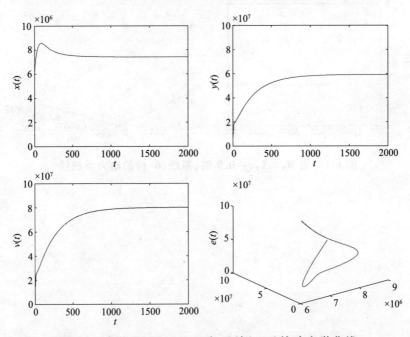

图 6-3　当 $R_0 > 1, \tau = 0.9$ 时,系统(6-1)的动力学曲线

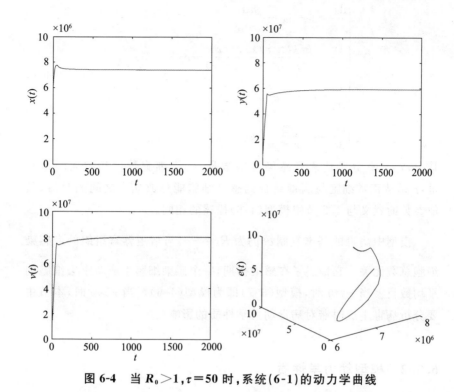

图 6-4　当 $R_0 > 1$，$\tau = 50$ 时，系统(6-1)的动力学曲线

6.2　具有非线性免疫响应的时滞模型

6.2.1　模型建立

本节在 4.2 节中模型(4-6)的基础上，研究以下带时滞的病毒感染数学模型：

$$
\begin{cases}
\dfrac{dx}{dt}=\lambda-dx-\dfrac{\beta vx}{x+y}\\[2mm]
\dfrac{dy}{dt}=\dfrac{\beta v(t-\tau)x(t-\tau)}{x(t-\tau)+y(t-\tau)}-ay-k_1\dfrac{ey}{x+y}\\[2mm]
\dfrac{dv}{dt}=ky-uv\\[2mm]
\dfrac{de}{dt}=k_2\dfrac{ey}{x+y}-k_3e
\end{cases}
\tag{6-7}
$$

其中，x，y，v 分别代表未感染细胞数量、感染细胞数量和游离病毒数量，τ 是从正常细胞与病毒结合到感染细胞能释放病毒之间的时滞，其他参数的意义与 4.2 节中模型(4-6)描述的相同。

模型中病毒的基本复制数仍为 $R_0=\dfrac{\beta k}{au}$，与宿主器官组织的未感染细胞总数无关。它描述了在感染初期，一个感染细胞生成新感染细胞的平均数目。当 $\tau=0$ 时，模型(6-7)即为模型(4-6)。当 $\tau>0$ 时，本节主要分析病毒生成时滞对病毒动力学性质的影响。

6.2.2　模型动力学性质

下面首先证明系统(6-7)的正解及有界性。

定理 6.5　系统(6-7)的所有初始条件为正的解都是非负并且有界，即存在 $M>0$，当 t 充分大时，$x(t)\leqslant M$，$y(t)\leqslant M$，$v(t)\leqslant M$，$e(t)\leqslant M$。

证明：假设存在 t_0 使得 $x(t_0)$ 先等于 0，则 $x(t)$，$y(t)$，$v(t)$，$e(t)\in R^+$，$t\in(0,t_0)$，由系统(6-7)第一个方程可得 $x'(t_0)=\lambda>0$。因此，当 $t\in(t_0-\varepsilon,t_0)$时，$x(t)<0$，其中 ε 为任意小的正数。这与 $x(t)$ 的连续性矛盾。因此 $x(t)$ 是恒正的。

同理，若存在 t_1 使得 $y(t_1)$ 先等于 0，则 $x(t)$，$y(t)$，$v(t)$，$e(t)\in R^+$，$t\in(0,t_1)$，由系统(6-7)第二个方程可得 $y'(t_1)=\dfrac{\beta v(t_1-\tau)x(t_1-\tau)}{x(t_1-\tau)+y(t_1-\tau)}>0$。因此当 $t\in(t_1-\varepsilon,t_1)$时，$y(t)<0$，其中 ε 为任意小的正数。这与 $y(t)$ 的连续性矛盾。因此 $y(t)$ 也是恒正的。

若存在 t_2 使得 $v(t_2)$ 先等于 0，则 $x(t)$，$y(t)$，$v(t)$，$e(t)\in R^+$，$t\in(0,t_2)$，由系统(6-7)第三个方程可得 $v'(t_2)=ky(t_2)>0$。因此当 $t\in(t_2-\varepsilon,$

t_2)时,$v(t)<0$,其中 ε 为任意小的正数。这与 $v(t)$ 的连续性矛盾。因此 $v(t)$ 也是恒正的。

$e=0$ 是系统(6-7)第四个方程的常数解,由初值问题解的唯一性和连续依赖性可知 $e(t)$ 非负成立。

综上可得,当 $x(0)>0,y(0)>0,v(0)>0,e(t)>0$ 时,系统(6-7)的解都是非负解。

其次证明 $x(t),y(t),v(t),e(t)$ 有界。

构造函数

$$V_1(t)=x(t)+y(t+\tau)+\frac{a}{2k}v(t+\tau)$$

沿着系统的解求导,可得

$$V_1'(t)\leqslant\lambda-\mathrm{d}x(t)-\frac{a}{2}y(t+\tau)-\frac{au}{2k}v(t+\tau)$$

$$\leqslant\lambda-\min\left\{d,\frac{a}{2},\frac{au}{2k}\right\}V_1(t)$$

记:

$$m=\min\left\{d,\frac{a}{2},\frac{au}{2k}\right\}$$

则有

$$V_1(t)\leqslant\frac{\lambda}{m}+\left(V_0(t)-\frac{\lambda}{m}\right)e^{-mt}$$

因此可知 $V_1(t)$ 有界,即 $x(t),y(t),v(t)$ 有界。因此当 t 充分大时,存在 $M_1>0$,使得 $x(t)<M_1,y(t)<M_1,v(t)<M_1$。

构造 $V_2(t)=x(t)+y(t+\tau)+\frac{k_1}{2k_2M_1}e(t)$,同理可证 $e(t)$ 也有界。取其最大值为 M,则 $x(t)<M,y(t)<M,v(t)<M,e(t)<M$。定理证毕。

显然,模型(6-7)与模型(4-6)有着相同的平衡点。如果 $R_0\geqslant1$,模型病毒清除平衡点 Q_1 和免疫耗竭平衡点 Q_2

$$Q_1=\left(\frac{\lambda}{d},0,0,0\right)$$

$$Q_2=\left(\frac{\lambda}{d+a(R_0-1)},\frac{\lambda(R_0-1)}{d+a(R_0-1)},\frac{\lambda k(R_0-1)}{u[d+a(R_0-1)]},0\right)$$

记 $\bar{Q}=(\bar{x},\bar{y},\bar{v},\bar{e})$ 为系统的平衡点,则系统在平衡点处的特征方

程为

$$\Delta(\lambda)=$$

$$
\begin{vmatrix}
-d-\dfrac{\beta vy}{(x+y)^2}-\lambda & \dfrac{\beta ux}{(x+y)^2} & -\dfrac{\beta x}{x+y} & 0 \\[2mm]
\dfrac{\beta vy}{(x+y)^2}e^{-\tau\lambda}+\dfrac{k_1 ey}{(x+y)^2} & -\dfrac{\beta ux}{(x+y)^2}e^{-\tau\lambda}-a-\dfrac{k_1 ex}{(x+y)^2}-\lambda & \dfrac{\beta x}{x+y}e^{-\tau\lambda} & -\dfrac{k_1 y}{x+y} \\[2mm]
0 & k & -u-\lambda & 0 \\[2mm]
-\dfrac{k_2 ey}{(x+y)^2} & \dfrac{k_2 ex}{(x+y)^2} & 0 & \dfrac{k_2 y}{x+y}-k_3-\lambda
\end{vmatrix}
$$

$$=0 \tag{6-8}$$

定理 6.6 (1)当 $R_0<1$ 时,对任意的 $\tau\geqslant0$,无病平衡点 Q_1 局部渐近稳定;

(2)当 $R_0>1$ 时,对任意的 $\tau\geqslant0$,无病平衡点 Q_1 不稳定;

(3)当 $R_0=1$ 时是临界情况。

证明:当 $R_0<1$ 时,系统只有唯一的无病平衡点 Q_1。将 Q_1 代入特征方程(6-8)为:

$$
\Delta(\lambda)=
\begin{vmatrix}
-d-\lambda & 0 & -\beta & 0 \\
0 & -a-\lambda & \beta e^{-\tau\lambda} & 0 \\
0 & k & -u-\lambda & 0 \\
0 & 0 & 0 & -k_3-\lambda
\end{vmatrix}=0
$$

即

$$(\lambda+d)(\lambda+k_3)[\lambda^2+(a+u)\lambda+au-\beta ke^{-\lambda\tau}]=0 \tag{6-9}$$

因此只需考虑超越方程

$$\lambda^2+(a+u)\lambda+au-\beta ke^{-\lambda\tau}=0 \tag{6-10}$$

(1)若 $R_0<1$:

当 $\tau=0$ 时可知,所有特征根的实部都是负的。假设存在 $\tau>0$,使得方程有纯虚根 $s=\pm iw(w>0)$,则

$$
\begin{cases}
-w^2+au=\beta k\cos w\tau \\
-(a+u)w=\beta k\sin w\tau
\end{cases}
$$

所以

$$(w^2-au)^2+(a+u)^2 w^2=\beta^2 k^2$$

即 $w^4+(a^2+u^2)w^2=\beta^2 k^2-a^2 u^2=a^2 u^2(R^2-1)<0$,这与等式左边恒大于 0 相矛盾。因此当 $R_0<1$ 时,对任意 $\tau\geqslant0$,无病平衡点 Q_1 局部渐

近稳定。

（2）若 $R_0 > 1$：

考察函数

$$g(\lambda) = \lambda^2 + (a+u)\lambda + au - \beta k e^{-\lambda\tau}$$

显然 $g(0) = au - \beta k = au(1-R_0) < 0$，$\lim\limits_{\lambda \to +\infty} g(\lambda) = +\infty$，由 $g(\lambda)$ 的连续性可知，在 $(0, +\infty)$ 上，$g(\lambda) = 0$ 有正根，平衡点 Q_1 不稳定。

（3）若 $R_0 = 1$：

方程可化为

$$\lambda^2 + (a+u)\lambda + au(1 - e^{-\lambda\tau}) = 0$$

显然，$\lambda = 0$ 是方程的一个单根。现在证明另外一根必有负实部。假设不真，即存在另一根 $\lambda = u \pm iw$，其中 $u \geqslant 0, w \geqslant 0, \tau \geqslant 0$。代入方程可得：

$$\begin{cases} u^2 - w^2 + au = aue^{-u\tau}\cos w\tau \\ 2w + (a+u)w = -aue^{-u\tau}\sin w\tau \end{cases}$$

所以

$$(u^2 - w^2 + au)^2 + [2w + (a+u)w]^2 = a^2u^2e^{-2u\tau} \leqslant a^2u^2 \tag{6-11}$$

当 $u \geqslant w$ 时，式(6-11)左端第一个式子显然大于 a^2u^2，这与等式右边相矛盾；当 $u < w$ 时，式(6-11)左端第二个式子显然大于 $[(a+u)w]^2 > a^2w^2 \geqslant a^2u^2$，这也与等式右边相矛盾。因此，除了单根 0 之外，所有的根都有负实部。所以，当 $R_0 = 1$ 时是临界情况。

下面讨论系统(6-7)无病平衡点 Q_1 的全局稳定性。

定理 6.7　当 $R_0 < 1$ 时，对任意 $\tau \geqslant 0$，无病平衡点 Q_1 全局渐近稳定。

证明：定义

$$G = \left\{ \varphi = \left(\varphi_1, \varphi_2, \varphi_3, \varphi_4 \in C \mid 0 \leqslant \varphi_1 \leqslant \frac{\lambda}{d}, \varphi_2, \varphi_3, \varphi_4 \geqslant 0 \right) \right\}$$

由系统(6-7)第一个方程可知，$\lim\limits_{t \to +\infty} \sup x(t) \leqslant \dfrac{\lambda}{d}$，因此 G 吸引系统(6-7)所有的解。对任意 $\varphi = (\varphi_1, \varphi_2, \varphi_3, \varphi_4) \in G$，若 $x(t), y(t), v(t), e(t)$ 是(6-7)初始条件为 φ 的解，现在证明对任意的 $t \geqslant 0$，$x(t) \leqslant \dfrac{\lambda}{d}$。假设不真，存在

$$t_1 \geqslant 0, x(t_1) > \frac{\lambda}{d}, x'(t_1) > 0$$

则

$$x'(t_1) = \lambda - \mathrm{d}x(t_1) - \frac{\beta x(t_1)v(t_1)}{x(t_1)+y(t_1)} \leqslant -\frac{\beta x(t_1)v(t_1)}{x(t_1)+y(t_1)} < 0$$

这与 $x'(t_1) > 0$ 矛盾。因此 G 是系统(6-7)的正向不变集。

构造 Lyapunov 函数

$$V_2(\varphi) = \varphi_2(0) + \frac{a}{k}\varphi_3(0) + \beta\int_{-\tau}^{0}\varphi_3(\theta)\mathrm{d}\theta \qquad (6\text{-}12)$$

沿着系统(6-7)的解求导,可得

$$V_2'(t) \leqslant \frac{\beta\varphi_1(-\tau)}{\varphi_1(-\tau)+\varphi_2(-\tau)}\varphi_3(-\tau) - a\varphi_2(-\tau)$$

$$+ \frac{a}{k}\big[k\varphi_2(0) - u\varphi_3(-\tau)\big] + \beta\big[\varphi_3(0) - \varphi_3(-\tau)\big]$$

$$\leqslant \varphi_3(-\tau) - a\varphi_2(-\tau) + \frac{a}{k}\big[k\varphi_2(0) - u\varphi_3(-\tau)\big]$$

$$+ \beta\big[\varphi_3(0) - \varphi_3(-\tau)\big]$$

$$= \Big(\beta - \frac{au}{k}\Big)\varphi_3(0) = \frac{au}{k}(R_0 - 1)\varphi_3(0) \leqslant 0$$

记 $E = \{\bar{\omega} \in G \,|\, V_2'(\bar{\omega}) = 0\}$,显然 $E \subset \{\varphi \in G \,|\, \varphi_3(0) = 0\}$。系统(6-7)在 E 中的最大不变集为 $M, \Big(\frac{\lambda}{d}, 0, 0, 0\Big) \in M$。因此,当 $t \to +\infty$ 时,$v(t) \to 0$。

由系统(6-7)方程分别可得

$$\lim_{t \to +\infty} x(t) = \frac{\lambda}{d}, \lim_{t \to +\infty} y(t) = 0, \lim_{t \to +\infty} e(t) = 0$$

由 LaSalle 不变性原理可得,平衡点 $Q_1 = \Big(\frac{\lambda}{d}, 0, 0, 0\Big)$ 是全局吸引的。结合 Q_1 的局部稳定性可知,当 $R_0 < 1$ 时,Q_1 全局渐近稳定。定理证毕。

定理 6.8 当 $R_0 > 1$ 时,对任意 $\tau \geqslant 0$,免疫耗竭平衡点 Q_2 是局部渐近稳定的,如果下列条件之一成立:

(1)$k_2 < k_3$;

(2)$1 < R_0 < \dfrac{k_2}{k_2 - k_3}$。

证明：将平衡点 Q_2 代入特征方程（6-8）得

$$\Delta(\lambda)=\begin{vmatrix} -d-\dfrac{\beta vy}{(x+y)^2}-\lambda & \dfrac{\beta vx}{(x+y)^2} & -\dfrac{\beta x}{x+y} & 0 \\[2ex] \dfrac{\beta vy}{(x+y)^2}e^{-\tau\lambda} & -\dfrac{\beta vx}{(x+y)^2}e^{-\tau\lambda}-a-\lambda & \dfrac{\beta x}{x+y}e^{-\tau\lambda} & -\dfrac{k_1 y}{x+y} \\[2ex] 0 & k & -u-\lambda & 0 \\[2ex] 0 & 0 & 0 & \dfrac{k_2 y}{x+y}-k_3-\lambda \end{vmatrix}=0$$

即

$$\Delta(\lambda)=\begin{vmatrix} -d-aR_0\left(1-\dfrac{1}{R_0}\right)^2-\lambda & a\left(1-\dfrac{1}{R_0}\right) & -\beta\dfrac{1}{R_0} & 0 \\[2ex] aR_0\left(1-\dfrac{1}{R_0}\right)^2 e^{-\tau\lambda} & -a\left(1-\dfrac{1}{R_0}\right)e^{-\tau\lambda}-a-\lambda & \beta\dfrac{1}{R_0}e^{-\tau\lambda} & -k_1\left(1-\dfrac{1}{R_0}\right) \\[2ex] 0 & k & -u-\lambda & 0 \\[2ex] 0 & 0 & 0 & k_2\left(1-\dfrac{1}{R_0}\right)-k_3-\lambda \end{vmatrix}=0$$

则有

$$\left[\lambda+k_2\left(1-\frac{1}{R_0}\right)+k_3\right]\left[P(\lambda)+Q(\lambda)e^{-\lambda\tau}\right]=0 \tag{6-13}$$

其中：

$$P(\lambda)=\lambda^3+A_0\lambda^2+A_1\lambda+A_2, Q(\lambda)=B_0\lambda^2+B_1\lambda+B_2$$

$$A_0=d+aR_0\left(1-\frac{1}{R_0}\right)^2+a+u, \ A_1=(a+u)\left[d+aR_0\left(1-\frac{1}{R_0}\right)^2\right]+au,$$

$$A_2=au\left[d+aR_0\left(1-\frac{1}{R_0}\right)^2\right], B_0=a\left(1-\frac{1}{R_0}\right)$$

$$B_1=a\left(1-\frac{1}{R_0}\right)\left[d+u+aR_0\left(1-\frac{1}{R_0}\right)^2\right]-a^2R_0\left(1-\frac{1}{R_0}\right)^3-\frac{\beta k}{R_0}$$

$$=ad\left(1-\frac{1}{R_0}\right)-\frac{au}{R_0}$$

$$B_2=a\beta k\left(1-\frac{1}{R_0}\right)^2-a^2uR_0\left(1-\frac{1}{R_0}\right)^3-\frac{\beta k}{R_0}\left[d+aR_0\left(1-\frac{1}{R_0}\right)^2\right]$$

$$+au\left(1-\frac{1}{R_0}\right)\left[d+aR_0\left(1-\frac{1}{R_0}\right)^2\right]$$

$$=a^2u\left(1-\frac{1}{R_0}\right)^2-\frac{au}{R_0}\left[d+aR_0\left(1-\frac{1}{R_0}\right)^2\right]=\frac{aud}{R_0}$$

特征多项式(6-13)有一个根为：$T_1=k_2\left(1-\frac{1}{R_0}\right)-k_3$。

(1)当 $k_2<k_3$ 时，$T_1=k_2\left(1-\frac{1}{R_0}\right)-k_3<0$，此时，$R_0>\dfrac{k_2}{k_2-k_3}$。

(2)当 $k_2>k_3$ 时，$T_1=k_2\left(1-\frac{1}{R_0}\right)-k_3<0$，此时，$1<R_0<\dfrac{k_2}{k_2-k_3}$。

下面讨论超越方程

$$P(\lambda)+Q(\lambda)e^{-\lambda\tau}=0 \tag{6-14}$$

当 $R_0>1$ 时，如果下列条件之一成立：$k_2<k_3$ 或 $1<R_0<\dfrac{k_2}{k_2-k_3}$，$\tau=0$

时可知，所有特征根的实部都是负的。假设存在 $\tau>0$，使得方程(6-14)有纯虚根 $s=\pm iw(w>0)$，将 $\lambda=wi$ 代入特征方程得到

$$\begin{cases} A_0w^2-A_2=(B_2-B_0w^2)\cos w\tau+B_1w\sin w\tau \\ w^3-A_1w=B_1w\cos w\tau-(B_2-B_0w^2)\sin w\tau \end{cases} \tag{6-15}$$

将式(6-15)两边平方相加得到

$$w^6+(A_0^2-B_0^2-2A_1)w^4+(A_1^2-B_1^2-2A_0A_2+2B_0B_2)w^2+A_2^2-B_2^2=0$$

其中

$$A_0^2-B_0^2-2A_1=\left[d+aR_0\left(1-\frac{1}{R_0}\right)^2\right]^2+u^2+a^2\left[1-\left(1-\frac{1}{R_0}\right)^2\right]>0$$

$$A_1^2-B_1^2-2A_0A_2+2B_0B_2=(a^2+u^2)\left[d+aR_0\left(1-\frac{1}{R_0}\right)^2\right]^2$$

$$+a^2u^2-a^2d^2\left(1-\frac{1}{R_0}\right)^2$$

$$+4\frac{a^2ud}{R_0}\left(1-\frac{1}{R_0}\right)-\frac{a^2u^2}{R_0^2}>0$$

$$A_2^2-B_2^2=a^2u^2\left[d+aR_0\left(1-\frac{1}{R_0}\right)^2\right]^2-\frac{a^2u^2d^2}{R_0^2}>0$$

所以，方程(6-14)无正根。

综上所述,当 $R_0 > 1$ 时,如果下列条件之一成立:

$$k_2 < k_3 \text{ 或 } 1 < R_0 < \frac{k_2}{k_2 - k_3}$$

对任意 $\tau \geqslant 0$,免疫耗竭平衡点 Q_2 是局部渐近稳定的。证毕。

定理 6.9 当 $R_0 > 1$,免疫耗竭平衡点 Q_2 是全局稳定的。如果下列条件成立:

(1) $k_2 < k_3$;

(2) $R_0(R_0 - 1) < \dfrac{d}{a}$。

证明: 当 $k_2 < k_3$ 时,由系统(4-6)的第四个方程可知

$$\frac{de}{dt} = \left(k_2 \frac{y}{x+y} - k_3 \right) e < 0$$

所以

$$\lim_{t \to +\infty} e(t) = 0$$

故系统(6-7)的极限方程为

$$\begin{cases} \dfrac{dx}{dt} = \lambda - dx - \dfrac{\beta v x}{x+y} \\ \dfrac{dy}{dt} = \dfrac{\beta v(t-\tau) x(t-\tau)}{x(t-\tau) + y(t-\tau)} - ay \\ \dfrac{dv}{dt} = ky - uv \end{cases} \tag{6-16}$$

由文献[114]可知,当 $R_0 > 1$ 且 $R_0(R_0 - 1) < \dfrac{d}{a}$ 时,方程(6-16)的平衡点 $\left(\dfrac{\lambda}{d+a(R_0-1)}, \dfrac{\lambda(R_0-1)}{d+a(R_0-1)}, \dfrac{\lambda k(R_0-1)}{u[d+a(R_0-1)]} \right)$ 是全局渐近稳定的。结合 Q_2 的局部稳定性,所以 $Q_2 = \left(\dfrac{\lambda}{d+a(R_0-1)}, \dfrac{\lambda(R_0-1)}{d+a(R_0-1)}, \right.$
$\left. \dfrac{\lambda k(R_0-1)}{u[d+a(R_0-1)]}, 0 \right)$ 是全局渐近稳定的。

6.2.3　数值模拟

为了模拟系统(6-7)的动力学,参数取值如下:

(1)正常成年人体内肝脏细胞大约有 2×10^{11} 个[66]，血浆大约有 3000mL。通常以每毫升血浆中含有的病毒数量作为检测标准，所以我们假设：

$$\frac{\lambda}{d} \approx \frac{2 \times 10^{11}}{3000}$$

(2)由于肝细胞的半衰期大约为半年[66]，我们假设

$$d = -\ln(0.5)/183 \approx 0.00379$$

(3)由于自由病毒的半衰期大约为半天[66]，所以 $u = 0.67$。

(4)由于 $CD8^+$ T 细胞的半衰期约为 77 天，健康的个体约有 $618/\mu L$ 的 CD8 细胞，并且 HIV 及 HBV 的感染者体内大约有 $335 \sim 343/\mu L$ CD8 细胞[104]

$$k_3 = -\ln(0.5)/77$$

初始条件取为 $(7.047 \times 10^6, 5.9259 \times 10^6, 8 \times 10^7, 40)$。其他参数取值如下：

$$\{d, a, \beta, k\} = \{3.79 \times 10^{-3}, 3.79 \times 10^{-3}, 4.5452 \times 10^{-4}, 0.9045\}$$

此时 $R_0 = \frac{\beta k}{au} = 0.162$。为了研究病毒生成时滞对病毒动力学性质的影响，选取不同的时滞参数 τ 来模拟系统(6-7)各个变量的动力学曲线。在图 6-5 和图 6-6 中分别取 $\tau = 0.9, \tau = 10.8$。由图 6-5 和图 6-6 可以看出，当 $R_0 < 1$ 时，病毒最终被清除，时滞参数 τ 的大小不影响无病平衡点 Q_1 稳定。

初始条件取值如上，其他参数取值如下时：

$$\{d, a, \beta, k\} = \{3.79 \times 10^{-3}, 3.79 \times 10^{-3}, 0.0253, 0.9045\}$$

此时 $R_0 = \frac{\beta k}{au} = 9 > 1$。在图 6-7 和图 6-8 中分别取 $\tau = 0.9$ 和 $\tau = 10.8$。由图 6-7 和图 6-8 可以看出，当 $R_0 > 1$ 时，无病平衡点 Q_1 不再稳定。当 $R_0 = \frac{\beta k}{au} = 9 > 1$ 时，病毒持续感染，时滞参数 τ 的大小不影响免疫耗竭平衡点 Q_2 稳定。

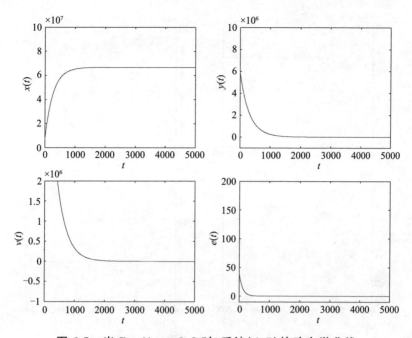

图 6-5　当 $R_0 < 1, \tau = 0.9$ 时，系统 (6-7) 的动力学曲线

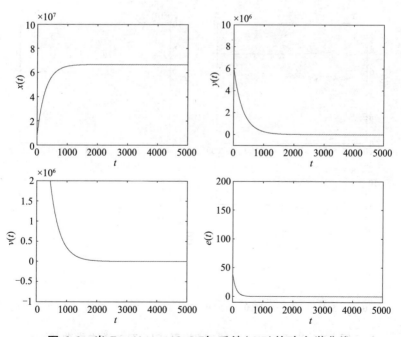

图 6-6　当 $R_0 < 1, \tau = 10.8$ 时，系统 (6-7) 的动力学曲线

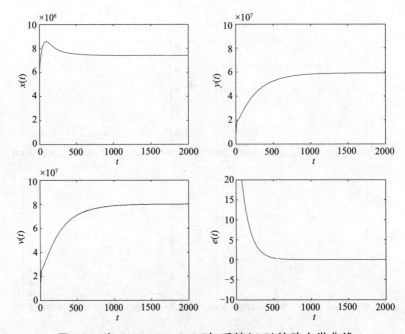

图 6-7　当 $R_0 > 1, \tau = 0.9$ 时,系统(6-7)的动力学曲线

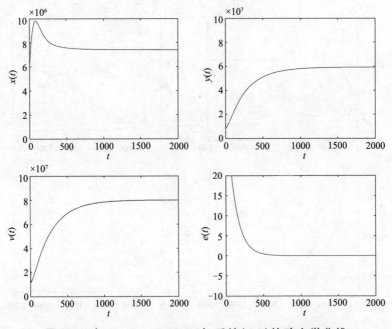

图 6-8　当 $R_0 > 1, \tau = 10.8$ 时,系统(6-7)的动力学曲线

6.3　本章小结

　　人体免疫系统和乙肝病毒感染的动力学行为是十分复杂的。时滞现象在生物系统中普遍存在。考虑到正常细胞与病毒结合到感染细胞能释放病毒之间的时滞,本节提出了两类带有时滞的病毒感染模型。

　　第一类:具有标准发生率的乙肝病毒感染时滞模型,证明了无病平衡的全局稳定性及持续带毒平衡点的局部稳定性,通过数值模型验证了持续带毒平衡点的全局稳定性。

　　第二类:具有非线性免疫响应的乙肝病毒感染时滞模型,证明了无病平衡点和免疫耗竭平衡点的全局稳定性,通过数值模型验证了它们的稳定性。

第 7 章　结论

慢性乙肝是一种复杂的、难治的疾病。无论从乙肝的病毒因素、患者个体差异还是目前治疗进展等方面,都说明乙肝治疗是一项具有相当难度的医疗"工程"。对于已感染者来说,进行早期抗病毒治疗是阻止乙肝进一步发展的根本手段。因为乙肝是由乙型肝炎病毒感染肝细胞所致,慢性乙型肝炎反复活动与乙肝病毒持续复制有关,只有清除或抑制乙肝病毒,才能防止慢性乙肝的发作。

数学和计算机科学相结合对乙肝病毒感染动力学的研究具有十分重要的意义。经过对乙肝病毒感染动力学模型的完善,能够从数学理论的角度模拟乙肝病毒在人体内感染、复制、清除的过程,为病毒感染过程中出现的现象提供合理的解释。合理的抗乙肝病毒感染治疗的数学模型可以预测药物的长期疗效、帮助指导制定个体化的治疗方案。本书主要研究成果如下:

(1)研究了具有标准发生率的病毒感染基本模型(3-2),建立了两个全局稳定性定理,证明了当病毒基本复制数 $R_0 \leqslant 1$ 时,无病平衡点全局渐近稳定;当病毒基本复制数 $R_0 > 1$ 时,持续带毒平衡点是全局渐近稳定的。定理的意义是:被病毒感染的人群中存在两类无症状人群,第一类人群的 $R_0 > 1$,他们即使感染了少量病毒也会持续带毒,第二类人群的 $R_0 \leqslant 1$,他们即使感染大量病毒也会自愈。与实际临床数据相结合,研究了拉米夫定抗乙肝病毒治疗模型。模拟结果显示,模型能解释治疗期间病毒载量迅速下降和停药后病毒载量波动现象,并对长期疗效进行了预测。

(2)基于肝功能不正常是由免疫系统对感染细胞的杀伤所致,提出了一类具有非线性免疫响应的病毒感染模型。建立了两个全局渐近稳定定理:第一个定理证明了当 $R_0 < 1$ 时,无病平衡点的全局渐近稳定;第二个定理证明了免疫耗竭平衡点的全局渐近稳定,得到了免疫应答能

否产生的阈值。定理的意义是,乙肝患者分为三类人群:第一类人群即使感染大量病毒也会自愈;第二类为无症状人群,免疫响应没有激活,但极易被感染且持续带毒;第三类为有症状人群,极易被感染且持续带毒。

(3)考虑免疫系统的响应,建立了具有线性免疫响应的乙肝病毒感染模型。证明了无病平衡点的全局动力学性态,并与实际临床数据相结合,研究了每周 peginterferon alfa-2a 加上每天 100 毫克的拉米夫定抗乙肝病毒治疗模型。模拟结果显示,模型能解释治疗期间病毒载量迅速下降和停药后病毒载量波动现象,且只有延长治疗 11 年才能彻底清除患者体内病毒。

(4)对标准发生率和线性免疫响应的病毒感染模型进行了无因次变换,并进行了数值模拟,分析了长期疗效等问题。模拟结果表明,抗病毒治疗与患者被感染细胞的数量、药物对病毒阻断率有显著的关系。在对模型(3-2)的无因次化后模拟结果发现,对于未感染细胞占 $50\% \sim 95\%$ 和 CTL 阴性的患者,增加药物的抑制效率(用药剂量),并不能显著提高完全治愈的时间;治疗药物对发生新感染细胞产生病毒的抑制效率 m 对疗效影响较小。

(5)基于具有标准发生率及非线性免疫响应的乙肝病毒感染模型,引入了病毒生成的滞后效应,研究了病毒生成时滞对病毒动力学性质的影响。

人体免疫系统和乙肝病毒感染的动力学行为是十分复杂的。时滞现象在生物系统中普遍存在。考虑到正常细胞与病毒结合到感染细胞能释放病毒之间的时滞,建立了带标准发生率的乙肝病毒感染时滞模型,证明了无病平衡的全局稳定性;建立了非线性免疫响应的乙肝病毒感染时滞模型,证明了无病平衡点和免疫耗竭平衡点的全局稳定性。

本书共建立了 27 个定理,其中第 3 章建立了 5 个;第 4 章建立了 10 个;第 5 章建立了 3 个;第 6 章中建立了 8 个。

另外,本书分别模拟了 Nowak 等提出的拉米夫定抗乙肝病毒临床数据、G. K. Lau 等提出 peginterferon alfa-2a 加拉米夫定抗乙肝病毒治疗的临床数据,数值模拟表明,抗病毒模型能很好地解释治疗期间病毒载量迅速下降和停药后病毒载量波动现象。

除了上述研究的内容外,本书还有一些不足和需要进一步研究的问题。具体概括如下:

(1)本书对三维或四维系统的无病平衡点的全局稳定分析已通过构

造合适的 $Lyapunov$ 函数得以解决，但对持续带毒平衡点的全局稳定性来说，仅三维系统通过几何方法得到了证明。合适的 $Lyapunov$ 函数的构造还不够成熟。

（2）本书从不同角度建立数学模型来描述乙肝病毒感染的动力学行为。如果把这几个方面结合起来，此时的动力学性态将变得极其复杂，但如何分析是需要我们进一步考虑的问题。

（3）临床数据不足，精度不够。由于缺少未感染细胞、感染细胞、CTL 等实验数据，不能利用这些生理数据验证所建模型的正确性。需要增加对这些生理数据的测量来进一步验证所建模型的合理性与有效性。

（4）对于抗乙肝病毒感染的治疗来说，治疗过程中最常见的是耐药和病毒变异。下一步需要研究的问题是建立药物耐受模型，考虑如何通过改变药物的使用方式，如单一或联合药物治疗，使得减少耐药性蔓延的同时又保证病人的治疗质量。

实际上，HBV 感染和抗 HBV 感染治疗的动力学行为是十分复杂的。为了建立更加符合实际的乙肝病毒感染模型，需要更多、更精确的实验数据。因此需要我们与生物学家和医学工作者进行广泛的合作与交流，积极参与实验或临床过程，理解实验思路和实验结果数据，以期望提出更合理的数学模型，为定性地理解乙肝病毒动力学感染机制，为提出个体化的治疗策略提供一份帮助。

参考文献

[1]徐葵花. 乙型肝炎病毒基因型的临床研究进展[J]. 实用肝病杂志，2004，7(1)：59-61.

[2]成军. 肝脏病和感染病诊疗指南 2010[M]. 北京：中华医学电子音像出版社，2010.

[3]骆抗先. 乙型肝炎基础与临床[M]. 北京：人民卫生出版社，2006.

[4]中华医学会肝病学分会，中华医学会感染病学分会. 慢性乙型肝炎防治指南[J]. 中华流行病学杂志，2006，27(1):79-88.

[5]张天泽，徐光炜. 肿瘤学[M]. 天津：天津科学技术出版社，2005.

[6]王万敏，韩一平. 预防性抗病毒治疗对乙肝表面抗原阳性肺癌患者肝功能损伤及乙型肝炎病毒再激活的影响研究[J]. 中国全科医学，2019,22(06):4.

[7]李文颖，王靖，陆兴. 复方甘草酸苷联合恩替卡韦用于慢性乙型肝炎治疗的临床分析[J].系统医学,2022,7(20):119-122.

[8] Bertoletti A，Bertoletti，A. Immunotherapy for hronic Hepatitis B Virus Infection[J]. Gut and Liver，2018,12(5):497-507.

[9]苏永美. 几类非线性现象的建模及部分理论分析与应用研究（博士学位论文）[D]. 闵乐泉，指导. 北京：北京科技大学，2007.

[10]王开发. 病毒感染动力学模型分析（博士学位论文）[D]. 王稳地，指导. 重庆：西南大学，2007.

[11] Innaimo S F，Seifer M，Bisacchi G S，et al. Identification of Bms-200475 as potent and selective inhibitor of hepatitis B virus[J]. Antimicrobial Agents and Chemotherapy ，1997，41(7)：1444-1448.

[12] Zeuzem S，Schmidt J M.，et al. Effect of interferon alfa on

the dynamics of hepatitis C virus turnover in vivo[J]. Hepatology, 1996, 23(2): 366-371.

[13] Lerine S, Hernand D, Yamanale G, et al. Efficacies of ente-carir against lamivudine-resistant hepatitis B virus replication and recombinont polymerases in vitro[J]. Antimicrob Agents chemother, 2002, 46(8): 2525-2532.

[14] 付嘉鑫, 江建宁, 苏明华等. 核苷酸类似物初治 HBeAg 阳性患者发生 HBeAg 血清学转换的影响因素分析[J].广西医科大学学报, 2016,33(2):262-265.

[15] 周明行. 恩替卡韦: 一种新型治疗乙型肝炎药物的全球临床实验回顾[J]. 中华内科杂志, 2005, 44(8): 635-636.

[16] 周珲堃,江建宁,苏明华等.恩替卡韦与替诺福韦酯治疗高病毒载量慢性乙型肝炎患者的效果分析[J].临床肝胆病杂志,2022,38(3):532-536.

[17] Steven Wersma. Repport from World Health Organization (WHO)[C]// 13th International Symposium on Viral Hepatitis and Liver Disease, Washington, USA, 2009.

[18] 翟中和,王善忠,丁明孝. 细胞生物学[M]. 北京:高等教育出版社, 2000.

[19] Anderson R M, May R M. Infectious diseases of humans [M]. Oxford: Oxford UniversityPress, 1991.

[20] Lewin S R, Ribeiro R M, Walters T, et al. Analysis of hepatitis B viral load decline under potent therapy:complex decay profiles observed[J]. Hepatology, 2001, 34(5): 1012-1020.

[21] Terrault N A,Bzowej N H,Chang K M,et al.AASLD guide lines for treatment of chronic hepatitis B[J]. Hepatology ,2016,63(1): 261-283.

[22] 鲍旭丽. 乙型肝炎病毒动力学研究进展[J]. 国外医学病毒学分册, 2004, 11(2):36-39.

[23] Lau G K, Tsiang M, Hou J, et al. Combination therapy with lamivudine and famciclovir for chronic hepatitis B-infected Chinese patients: a viral dynamics study[J]. Hepatology, 2000, 32(2): 394-399.

[24] Hadziyannis S J, Tassopoulos N C, Heathcote E J, et al.

Long-term therapy with adefovir dipivoxil for HBeAg-negative chronic hepatitis B[J]. New England Journal of Medicine, 2005, 352(26): 2673-2681.

[25] 周东方,周俊英,赵彩彦.慢性乙型肝炎抗病毒治疗的现状和进展[J].临床荟萃, 2007, 22(12): 908-910.

[26] Brunetto M R, Colombatto P, Bonino F. Personalized therapy in chronic viral hepatitis [J]. Molecular Aspects of Medicine, 2008, 29(1-2): 103-111.

[27] Bernoulli D. Essai d'une nouvelle analyse de la mortalité causée par la petite vérole et des avantages de l'inoculation pour al prevenir. In memoires de mathematiques et de physique Academic Royale des Sciences, Pairs, 1760, 1-45.

[28] Hamer W H. Epidemic disease in England[J]. The Lancet, 1906, 167(4307): 733-739.

[29] Ross R. The prevention of Malaria (2ed edition)[M]. Marray: London, 1911.

[30] Kermack W O, Mckendrick A G. A contributions to the mathematical theory of epidemics [J]. Proc.Roy.Soc. Lond. A, 1927, 115(772): 700-721.

[31] 桂占吉. 生物动力学模型与计算机仿真[M]. 北京:科学出版社,2005.

[32] 孙兰荪,陈键. 非线性生物动力系统[M]. 北京:科学出版社,1993.

[33] 吕运红。一类具有时滞一类具有时滞的 SIR 传染病模型的稳定性分析(硕士学位论文)[D]. 马万彪,指导. 北京:北京科技大学,2005.

[34] Kermack W O, Mackdrick A G. Cintributions to the mathematical theory of epidemics[J]. Proc Roc Soc, 1923, 141: 94-122.

[35] Hethcote H W. A thousand and one epidemic models. in S A Levin(ED.), Frontiers in Mathematical Biology, Lrcture Notes in Biomathematics. New York: Springer-Verlag, 1994, 100: 504-515.

[36] Anderson R M and May R M. Infectious disease of humans dynamics and control [M]. Oxford: Oxford University Press, 1991.

［37］陆征一，周义仓. 数学生物进展［M］。北京：科学出版社，2006.

［38］Meng F，Li M Y，Wang K. Global stability of an SEIS epidemic model with recruitment and a varying total population size［J］. Mathematical Biosciences，2001，170(2)：199-208.

［39］Xiao D M，Ruan S G. Global analysis of an epidemic model with nonmonotone incidence rate［J］. Mathematical Biosciences，2007，208(2)：419-429 .

［40］Sun C J，Lin Y P，Tang S P. Global stability for an special SEIR epidemic model with nonlinear incidence rates［J］. Chaos，Solitons and Fractals，2007，33(1)：290-297.

［41］Li M Y，Graef J R，Wang L C. Global dynamics of a SEIR model with varying total population size［J］. Mathematical Biosciences 1999，160(2)：191-213.

［42］Jin Y，Wang W D，Xiao S W. An SIRS model with a nonlinear incidence rate［J］. Chaos，Solitons and Fractals，2007，34(5)：1482-1497.

［43］Feng Z L，Huang W Z，Chavez C C. Global behavior of a multi-group SIS epidemic model with age structure［J］. Differential Equations 2005，218：292-324.

［44］Hethcote H W，Wang W，Li Y. Species coexistence and periodicity in host-pathogen models［J］. Journal of Mathematical Biology，2005 51(6)：629-660.

［45］Hsu S B，Wu L I. Roeger. The final size of a SARS epidemic model without quarantine［J］. Journal of Mathematical Analysis and Applications，2007，333 (2)：557-566.

［46］Wang L C，Li Ml Y，Kirschner D. Mathematical analysis of the global dynamics of a model for HTLV-I infection and ATL progression［J］. Mathematical Biosciences，2002，179(2)：207-217.

［47］Xiao D M，Ruan S G. Global analysis of an epidemic model with non-monotoneincidence rate［J］. Mathematical Biosciences，2007，208：419-429

［48］Min L Q，Dong X S. Research on viral dynamic models of

hepatitis B virus infection[J]. University of Science and Technology Beijing，2004，11(6)：525-576.

[49] Zhang Z，J Peng，A SIRS epidemic model with infection-age dependence[J]. Journal of Mathematical Analysis and Applications，2007，331(2)：1396-1414.

[50] Zhang F，Zhao X. A periodic epidemic model in a patchy environment[J]. Journal of Mathematical Analysis and Applications，2007，325 (1)：496-516.

[51] Dequadros C，Andrus J，Olive J. Eradication of poliomyelitis：progress[J]. Am Pediatr Inf Dis J，1991，10：222-229.

[52] Bailey N. The mathematical theory of infectious disease and its applications. London：Griffin，1975.

[53] Brauer F. A model for an SI disease in an age-structured population[J]. Discrete and continuous dynamical systems，2002，B2(2)：257-264.

[54] Jung E，Lenhart S，Feng Z. Optimal control of treatments in a two-strain tubercul-osis model [J]. Discrete and Continuous Dynamical Systems，2002，B2(4)：473-482.

[55] Shulgin B，Stone L，Agur Z. Pulse vaccination strategy in the SIR epidemic model[J].Bulletin of Mathematical Biology，1998，60：1-26.

[56] Liu W，Levin S ，Iwasa Y. Influence of nonlinear incidence rates upon the beh-Avior of SIRS epidemiological models[J]. Journal of Mathematical Biology，1986，23(2)：187-204.

[57] Liu W，Hethcote H and Levin S. Dynamical behavior of epidemic-logical models with nonlinear incidence rates[J]. Journal of Mathematical Biology，1987，25(4)：359-380.

[58] Hethcote H. Qualitative analyses of communicable disease models [J]. Mathematical Biosciences，1976，28(3-4)：335-356.

[59] Ruan S G，Wang W D. Dynamical behavior of an epidemical model with a nonlinear incidence rate[J]. Journal of Differential Equations，2003，188(1)：135-163.

[60] 王拉娣. 一类含有非线性传染率的传染病模型的全局稳定性

[J]. 应用数学与计算数学学报，2004，18(1)：52-56.

[61] Michael Y L and James S. Muldowney. Global stability for the SEIR model in epidemiology[J]. Mathematical Biosciences，1995，125(2)：155-164.

[62] Sun C，Lin Y，Tang S. Global stability for an special SEIR epidemic model with nonlinear incidence rates[J]. Chaos Solitons and Fractals，2007，33(1)：290-297.

[63] Kermack W O，McKendrick A G Contributions to the mathematical theory of epidemics[J]. Proceedings of the Royal Society of London Series A，1927，115(772)：700-721.

[64] Zeuzem S，Schmidt J M，Lee J H et al. Dynamics of hepatitis B virus infection in vivo[J]. Hepatology，1997，27(3)：431-436.

[65] Nowak M J，De Man R，Honkoop P，et al. Viral dynamics in hepatitis B virus infection[J]. Proceedings of the National Academy of Sciences of USA，1996，93(9)：4398-4402.

[66] Nowak M A，May R M. Viral dynamics[M]. Oxford：Oxford University Press，2000.

[67] Min L Q，Su Y M，Kuang Y. Mathematical analysis of a basic virus infection model with application to HBV infection[J]. Rocky Mountain journal of mathematics，2008，38(5)：1573-1585.

[68] Zheng Y，Min L Q，Ji Y，et al. Global Stability of Endemic Equilibrium Point of Basic Virus Infection Model with Application to HBV Infection[J]. Journal of Systems Science and Complexity，2010，23(6)，1221-1230.

[69] Song X Y，Neumann A. Global stability and periodic solution of the viral dynamics[J]. Journal of Mathematical Analysis and Applications，2007，329(1)：281-297.

[70] Wang K F，Wang W D，Pang H，et al. Complex dynamic behavior in a viral model with delayed immune response[J]. Physica D：Nonlinear Phenom，2007，226(2)：197-208.

[71] Ji Yu，Min Lequan，Zheng Yu，Su Yongmei. A Viral Infection Model with Periodic Immune Response and Nonlinear CTL Response[J]. Mathematics and Computers in Simulation.，2010，80(12)，

2309-2316.

[72] 毕爱华. 医学免疫学[M]. 北京：人民军医出版社，1995.

[73] 周光炎. 免疫学原理[M]. 上海：上海科学技术文献出版社，2004.

[74] Roitt I M，Delves P J，丁桂凤主译. 免疫学基础[M]. 北京：高等教育出版社，2005.

[75] Prvss J，Zacher R，Schnaubelt R. Global asymptotic stability of equilibria in models for virus dymamics[J]. Mathematical Modelling Natural Phenomena，2008，3(7)：126-142.

[76] Hethcote H W，Driessche P V. Some epidemiological models with nonlinear incidence[J]. Journal of Mathematical Biology，1991，29(3)：271-287.

[77] May R M，Anderson R M. Regulation and stability of host_parasite population nteractions. II Destabilizing process[J]. Journal of Animal Ecology，1978，47：219-267.

[78] Lewin S，Walters T，Locarnini S. Hepatitis B treatment：rational combination chemotherapy based on viral kinetic and animal model studies[J]. Antiviral Research，2002，55(3)：381-396.

[79] Min L Q，Dong X S. Research on viral dynamic models of hepatitis B virus infection[J]. Journal of University of Science and Technology Beijing，2004，11(6)：572-576.

[80] 苏永美，闵乐泉，卓新建. 阿德福韦抗乙肝病毒感染治疗动力学模型[J]. 北京科技大学学报，2007，29(6)：647-650.

[81] 苏永美，闵乐泉，卓新建，抗乙肝病毒感染治疗动力学模型的改进与分析[J]. 生物数学学报，2007，22(5)：961-968.

[82] Culshaw R，Ruan S G. A delay-differential equation model of HIV infection of CD4＋ T-cells[J]. Mathematical Biosciences，2000，165(1)：27-39.

[83] Canabarro A A，Gleria I M，Lyra M L. Periodic solutions and chaos in a non-linear model for the delayed cellular immune response [J]. Physica A，2004，342 (1-2)：234-241.

[84] Song X Y，Zhou X Y，Zhao X. Properties of stability and Hopf bifurcation for a HIV infection model with time delay [J].

Applied Mathematical Modelling，2010，34(6)：1511-1523.

[85] 马知恩，周义仓. 常微分方程定性与稳定性方法[M]. 北京：科学出版社，2001.

[86] 徐全智，杨晋浩. 数学模型[M]. 北京：高等教育出版社，2003.

[87] Neuman A，N Lam，H Dahari，et al. Hepatitis C viral dynamics in vivo and anti viral efficacy of the interferon-α therapy[J]. Science，1998，282(5386)：103-107.

[88] Wei X，Ghosh S，Taylor M，et al. Viral dynamics in human immunodeficiency virus type 1 infection[J]. Nature 1995，373：117-122.

[89] Vatakis D N，Nixon C S，Bristol G，et al. Differentially stimulated CD4＋T-cells display altered HIV infection kinetics：implications for efficacy of antiviral agents[J].Journal of Virology，2009，83(7)：3374-3378.

[90] Bianchi L，et al. Chronic hepatitis，Lancaster UK：MTP，1980，197-204.

[91] Perelson A S. Modelling viral and immune system dynamics [J]. Nature Reviews Immunology，2002，2(1)：28-36.

[92] Perelson A，E ssunger，Y Cao，et al. Decay characteristics of HIV-1 infected compartments during combination therapy[J]. Nature，1997，387：183-188.

[93] Wolters L M，Hansen B E，et al. Viral dynamics in chronic hepatitis B patients treated with lamivudine，lamivudine-famciclovir or lamivudine-ganciclovir[J]. European Journal of Gastronenterology and Hepatology，2002，14 (9)：1007-1011.

[94] Perelson A S，Nelson P W. Mathematical analysis of HIV-1 dynamics in vivo[J]. SIAM Review，1999，41(1)：3-44.

[95] Leenheer P D，Smith H L. Virus dynamics：A global analysis[J]. SIAM Journal on Applied Mathematics，2003，63(4)：1313-1327.

[96] Smith H L，Monotone Dynamical Systems，AMS，Providence，RI，1995.

[97] Muldowney J S. Compound matrices and ordinary differential equations[J]. Rocky Mountain Journal of Mathematics，1990，20(4)：857-872.

[98] Regenstein F. New approaches to the treatment of chronic viral hepatitis B and viral hepatitis C[J]. The American Journal of Medicine，1994 96:47-51.

[99] 季语. 乙肝病毒感染动力学建模及理论分析与应用研究(博士学位论文)[D]. 闵乐泉,指导. 北京:北京科技大学,2006.

[100] 邱全瑛,关洪全.医学免疫学与病原生物学[M].北京:科学出版社,2005.

[101] Fishman M A, Perelson A S. Modeling T Cell-Antigen Presenting Cell Interactions[J]. Journal of Theoretical Biology，1993，160(3)：311-342.

[102] 胡野.微生物学与免疫学基础[M].郑州:郑州大学出版社,2001.

[103] Lau G K, Piratvisuth T, Luo K X, et al. Peginterferon alfa-2a, lamivudine, and the combination for HBeAg-positive chronic hepatitis B[J]. New England Journal of Medicine. 2005，352(26)：2682-2695.

[104] Lascar R M, Gilson R J, Lopes A R, et al. Reconstitution of hepatitis B virus (HBV)-specific T cell responses with treatment of human immunodeficiency virus/HBV coinfection[J]. Journal of Infectious Diseases，2003,188:1815-1819.

[105] Jemal A, Siegel R, Ward E, et al. Cancer statistics[J]. CA Cancer, 2008,58(2)：71-96.

[106] Ye Y A, Me L Q. Evalution on two years continuous Chinese herbal medicine treatment for chronic hepatitis B patients[C]// Proceeding of the Third Traditional Chinese Mecicine Modernizes the International Science and Technology Assembly , 2010, 13-133.

[107] Ye Y A, Me L Q. A Mathematical Model of the Dynamics for Anti-HBV Infection Therapy with Chinese Herbs ＋ Adefovir Dipivoxi[C]// Proceeding of The 3rd International Conference on Bioinformatics and Biomedical Engineering (ICBBE)，2009，Beijing，China.

[108] 徐鉴,裴利军. 时滞系统动力学近期研究进展与展望[J]. 力学进展,2006,36(1)：17-30.

[109] Hethcote H W, Van den Diressche P. Two SIS epidemiologic models with delays [J]. Mathematical Biosciences, 2000, 40：3-26.

[110] Van den Driessche J, Watmough J. A simple SIS epidemiologic model with a backward bifurcation[J]. Journal of Mathematical Biology., 2000, 40：525-540.

[111] Tornatore E, Buccellato S M, Vetro P. Stability of a stochastic SIR system [J]. Physica A, 2002, 354：111-126.

[112] Greenhalgh D, Khan Q J A, Lewis F I. Hopf bifurcation in two SIRS density dependent epidemic models[J]. Mathematical and Computer Modelling, 2004, 39(11-12)：1261-1283.

[113] Buric N, Todorovic D. Dynamics of delay-differential equations modeling immunology of rumou growth[J]. Chaos, Solitions and Fractals, 2002, 13(4)：645-655.

[114] Tian X H, Xu R. Asymptotic Properties of a Hepatitis B Virus Infection Model with Time Delay[J]. Discrete Dynamics in Nature and Society, 2010, 2010：182430.